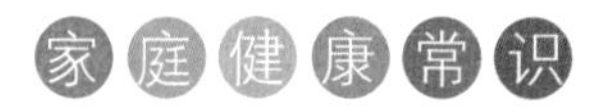

高尿酸血症及痛风防治超图解

[日]细谷龙男 主编
孟宇乐 译

中国纺织出版社有限公司

图书在版编目（CIP）数据

高尿酸血症及痛风防治超图解／（日）细谷龙男主编；孟宇乐译. --北京：中国纺织出版社有限公司，2020.5

（家庭健康常识）

ISBN 978-7-5180-6237-9

Ⅰ.①高… Ⅱ.①细… ②孟… Ⅲ.①代谢病—综合征—防治—图解②痛风—防治—图解 Ⅳ.①R589-64

中国版本图书馆 CIP 数据核字(2019)第 099273 号

原文书名：ウルトラ図解高尿酸血症・痛風
原作者名：細谷龍男
ULTRA ZUKAI KOUNYOSANKETSUSHO TUFU

著作权合同登记号：图字：01-2018-6176

责任编辑：傅保娣　　责任校对：王蕙莹
责任印制：王艳丽　　责任设计：品欣排版

中国纺织出版社有限公司出版发行
地址：北京市朝阳区百子湾东里 A407 号楼　邮政编码：100124
销售电话：010—67004422　传真：010—87155801
http://www.c-textilep.com
E-mail：faxing@c-textilep.com
中国纺织出版社天猫旗舰店
官方微博 http://weibo.com/2119887771
北京通天印刷有限责任公司印刷　各地新华书店经销
2020 年 5 月第 1 版第 1 次印刷
开本：880×1230　1/32　印张：5
字数：80 千字　定价：39.80 元

凡购本书，如有缺页、倒页、脱页，由本社图书营销中心调换

前言：控制尿酸值，预防痛风和危险的并发症

过去，痛风被称为“富贵病”，在日本人中很少见。但是，现如今痛风却变成了一种非常常见的疾病。这是因为饮食习惯的欧美化带来的巨大影响。高尿酸血症是痛风发生的基础，因此痛风患者必定会存在高尿酸血症。随着生活习惯的变化，高尿酸血症患者急速增加，且这种趋势仍在继续。近年来，日本高尿酸血症患者超过了 1000 万。

另外，至今为止，高尿酸血症仍被当作痛风的基础。确实，如果只是尿酸值过高，那么不会出现任何能够自我感觉到的症状。但是痛风一旦发作，就会出现剧烈的疼痛，不论是谁都很害怕，想要避开。但是，即便出现剧烈的疼痛，一般也不会危及生命。

对于高尿酸血症来说，真正需要惧怕的地方是，如果持续尿酸过高的状态，就会出现慢性肾病及心脑血管疾病等危及生命的并发症。

近年来，有不少研究显示，高尿酸血症与肥胖及代谢综合征有密切的关系。因此，高尿酸血症不仅会诱发痛风，还会引起各种各样的生活方式疾病（又称生活习惯疾病），所以必须重视其预防和治疗。

患者被诊断为高尿酸血症后，就可能发生危及生命的并发症，从而严重影响生活，所以为了确保生命健康，必须严格控制尿酸值。为了更好地将尿酸值控制在合理范围，必须积极改善生活方式，并给予

合理的药物治疗。而且，这些治疗必须持续一生。只有正确控制尿酸值，痛风及其并发症才不会发作，患者才可以和健康的人一样享受生活。

《高尿酸血症及痛风防治超图解》把高尿酸血症置于痛风同等甚至以上的重视地位，为大家详细介绍高尿酸血症和痛风的病理及治疗方法，以及改善生活方式的要点。不论是正为痛风烦恼的人，还是尿酸值高的人，建议阅读本书，希望能为大家防治痛风及其并发症的发作，贡献力量。

细谷龙男

目录

第1章 什么是高尿酸血症和痛风

第2章

无法察觉病情发展的高尿酸血症

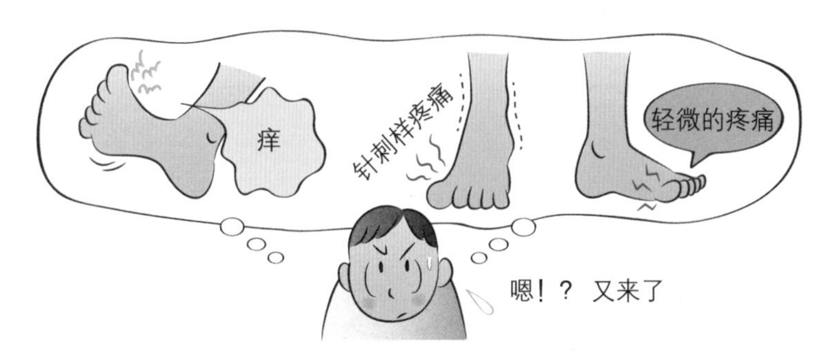
痒
针刺样疼痛
轻微的疼痛
嗯！？ 又来了

第5章

高尿酸血症和痛风的治疗中，最重要的是改善生活方式

【原版图书设计】（株）イオック
【图解设计・插画】（株）イオック
【编辑协力】アーバンサンタクリエイティブ / 榎本和子

第1章

什么是高尿酸血症和痛风

对于日本人来说，高尿酸血症和痛风曾经比较少见，但近年来在急速增加。为什么日本人的尿酸值在不断升高呢?本章从几个危险因素来分析痛风发病增加的原因。

高尿酸血症和痛风是生活方式疾病

日本人尿酸值升高的原因

近年来，在健康体检和短期入院综合体检时发现，尿酸值升高的人急速增加。

那么，尿酸值升高是一种怎样的状态呢？虽然很多人会以为尿酸值升高就是尿液的酸性过高，但是，事实不是这样的。尿酸值其实为血清尿酸值，或者被称为血液中的尿酸值，即血液中尿酸值的高低。也就是说，当血液中的尿酸值高于标准值时，机体就会处于高尿酸的状态，医学上将这种状态称为高尿酸血症。

如果放任高尿酸血症继续发展下去的话，就可能会导致踇趾根部出现剧烈的疼痛，即痛风。

事实上，在明治时代以前的日本，基本上没有痛风患者。

在欧美发达国家，当时就有很多患痛风的人，但是对于日本人来说，只有富人才会得痛风，和普通百姓基本没有关系。

然而，在1960~1970年代，经济高速增长期时，日本的痛风患者急速增加。日本厚生劳动省的国民基础调查显示，1986年，日本的痛风患者数达到了25.4万。之后，患者数量还在不断增加，到2013年，已经超过了1986年的4倍，达到106.3万人，而且还在不断增加。

在这里，需要注意的是，痛风患者一定会存在高尿酸血症，所以痛风患者急速增加，就表示高尿酸血症患者也在增加。

在痛风的基础上一定存在高尿酸血症

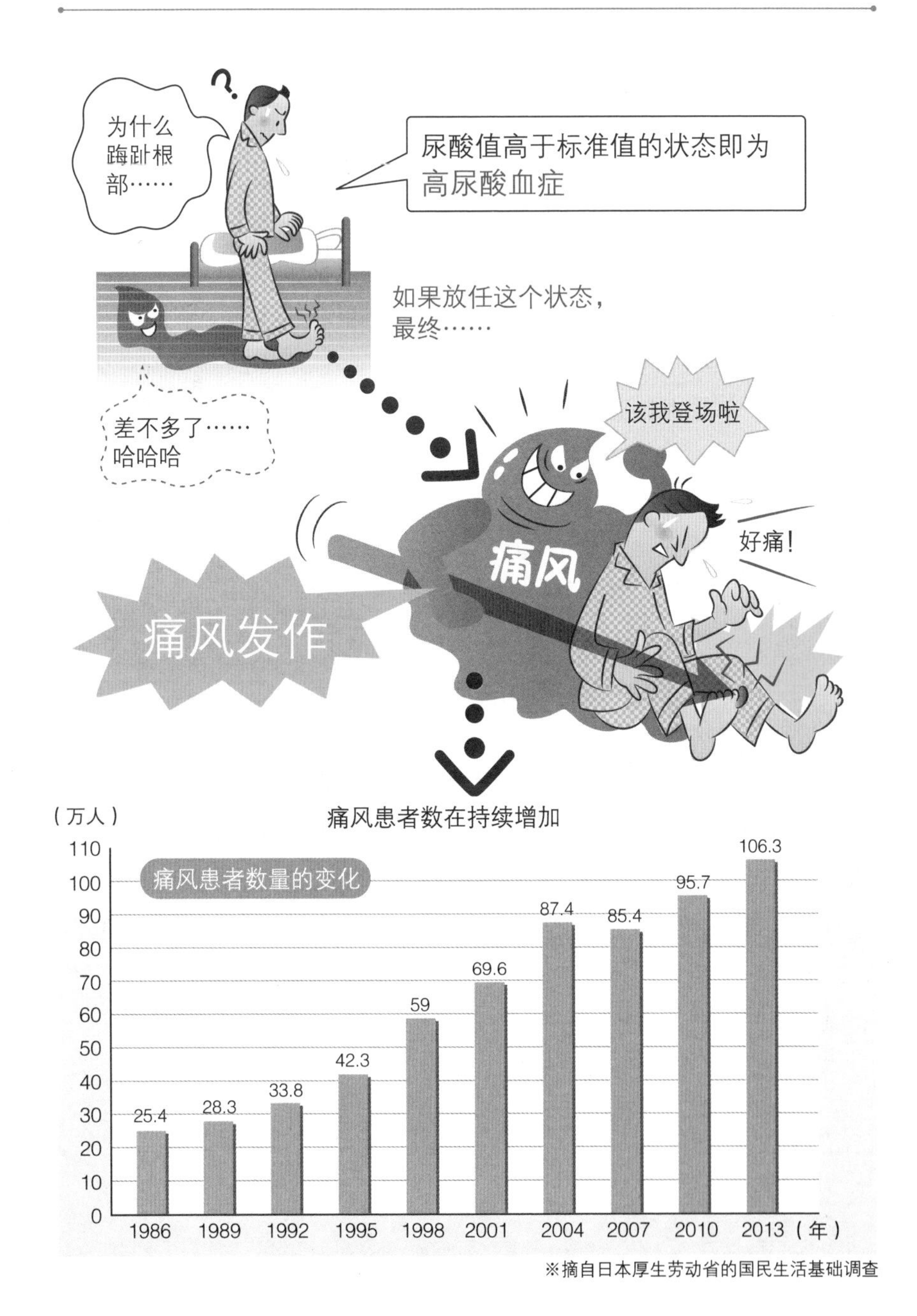

日本痛风的预备人群有 1000 万？

就像前面所述的那样，高尿酸血症即为血液中的尿酸值高于标准值的状态。只不过，患高尿酸血症后，自己一般不会感觉到不舒服。

通常情况下，体内的尿酸在维持生成和排泄平衡的同时，会在机体内保留一定的含量。这时，如果尿酸生成过多或排泄不畅导致失去平衡，体内尿酸值就会高于正常值。尿酸无法溶于血液，容易结晶。这些结晶堆积在身体各个关节处，引起炎症，导致剧烈疼痛和痛风关节炎的产生。

出现高尿酸血症，却没有出现痛风症状者，称为痛风的“预备人群”。在痛风患者已经超过1000万人的日本，有人说痛风的“预备人群”有 500 万人，也有人说是 1000 万人。之所以无法确认患者的数量，是因为在日本国民体检时，不是所有人都会检测尿酸值。

那么，为什么患高尿酸血症和痛风的患者会如此之多呢？

追溯到痛风患者急剧增长的时期，就能了解其中的原因。

在 1960~1970 年代的经济高速增长时期，日本人的生活急速欧美化。饮食习惯也不例外，以低脂肪、低蛋白、低热量的饮食生活为主的日本人，转变为和欧美人一样的高脂肪、高蛋白、高热量的饮食习惯。而且，这也和人们的生活变得更加富裕、便利和忙碌有关。甜食和酒精摄入的增加，运动不足，肥胖，以及压力等都是诱发高尿酸血症和痛风的重要原因。

也就是说，不管是高尿酸血症还是痛风，都属于生活方式疾病*。

生活方式疾病　糖尿病、高血压、血脂异常等疾病的发生、进展等与饮食、运动、吸烟、饮酒、休息等生活习惯息息相关，这类疾病总称为生活方式疾病，又称生活习惯疾病。

生活习惯的变化导致日本人尿酸值升高？！

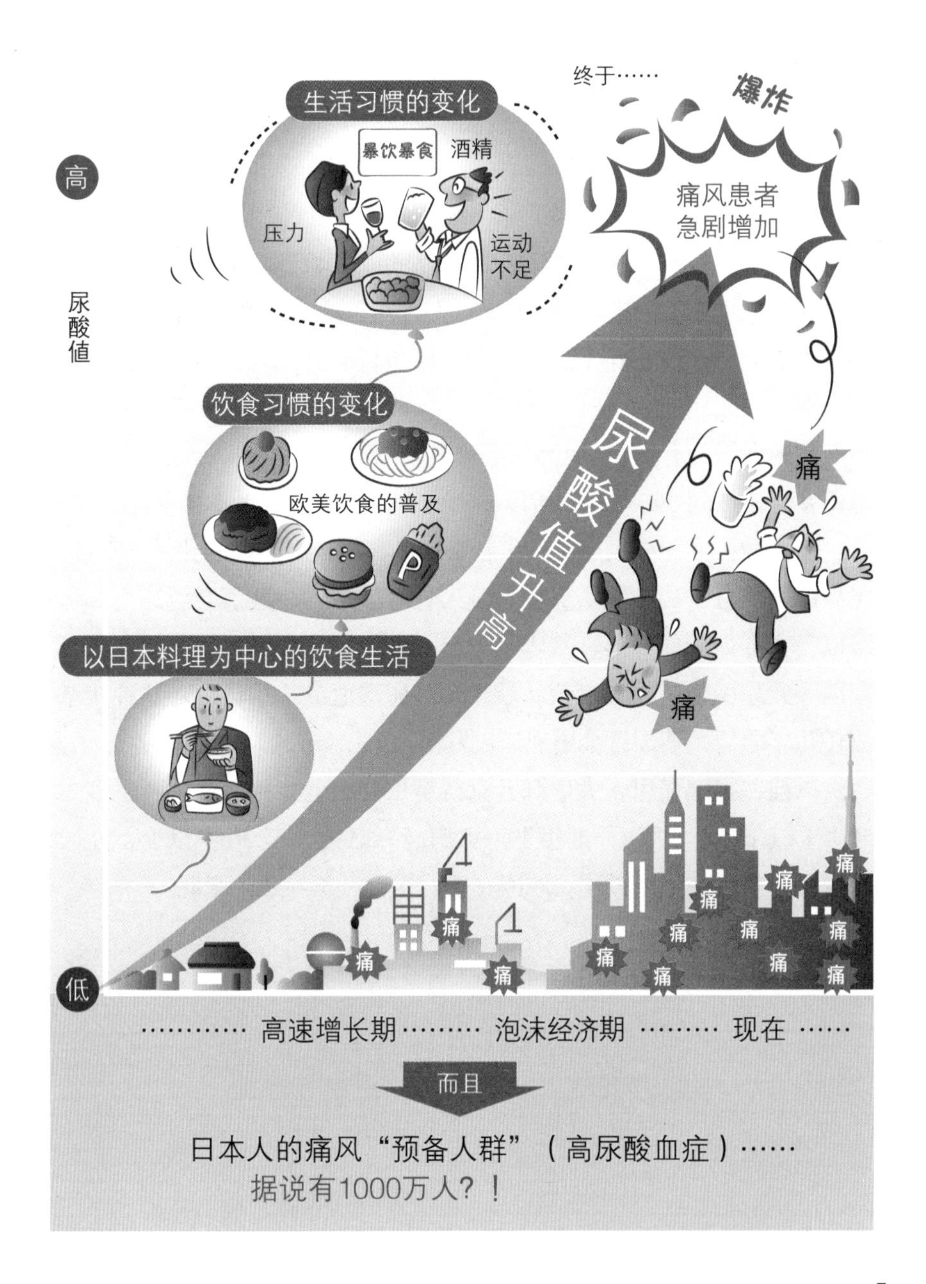

日本人的痛风“预备人群”（高尿酸血症）……

据说有1000万人？！

容易患高尿酸血症和痛风的人

性别及年龄特征

高尿酸血症和痛风有以下几个特征和危险因素。

高尿酸血症和痛风最大的特征就是性别，患者基本上都是成年男性。患高尿酸血症和痛风者约 99% 为男性。这与雌激素* 水平有关。雌激素有利于尿酸的排泄，可以抑制尿酸值的升高。但是，女性进入更年期后，因为闭经，雌激素分泌减少，所以尿酸值容易升高。事实上，闭经前的女性约有 1% 会患高尿酸血症。闭经后（女性进入 50 岁以后），患病率会增加到 3% 左右。所以，高龄女性痛风患者也不少见。

高尿酸血症和痛风患者的年龄特征随着时代在不断变化。只不过，患病的大部分是成年人。男性在进入青春期后，尿酸值会急速上升。所以，青春期以前的男性基本上不会得痛风。青春期过后，因为某种原因导致尿酸值高于标准值，就会得高尿酸血症。而我们对这种状态放任几年之后，某天就会出现痛风发作。

以前，提起痛风，大家都会觉得是一种中老年疾病，患者也多为 50 岁以上的人。然而，近年来，患病高峰已提前至 30 岁以上，高尿酸血症和痛风变得年轻化。原因在于，饮食过量导致的肥胖。

用语解说　雌激素　卵巢分泌的雌性激素中的一种。一般 40 岁左右分泌开始减少，闭经后分泌明显减少。

男性本来就具有容易患痛风的体质

在高尿酸血症和痛风患者中，男性占绝大多数

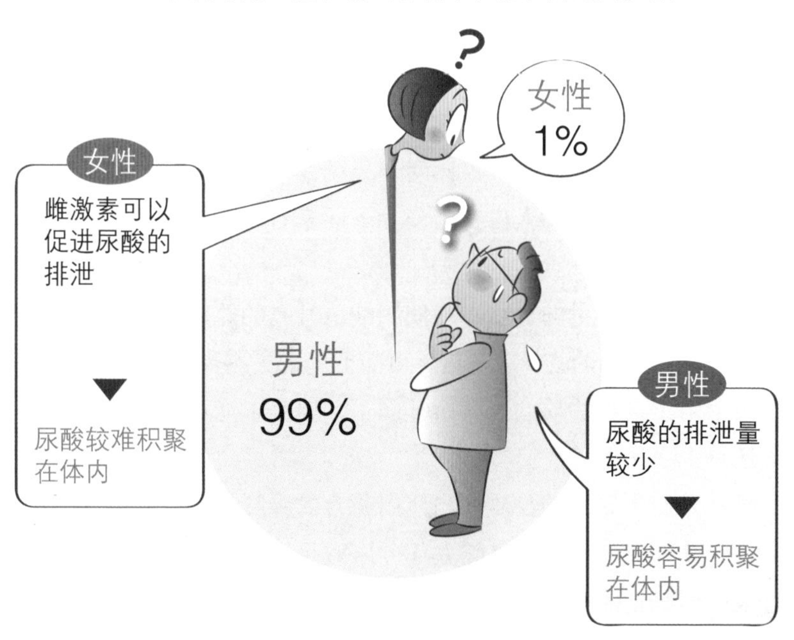

注意

痛风不是中老年才会得的疾病

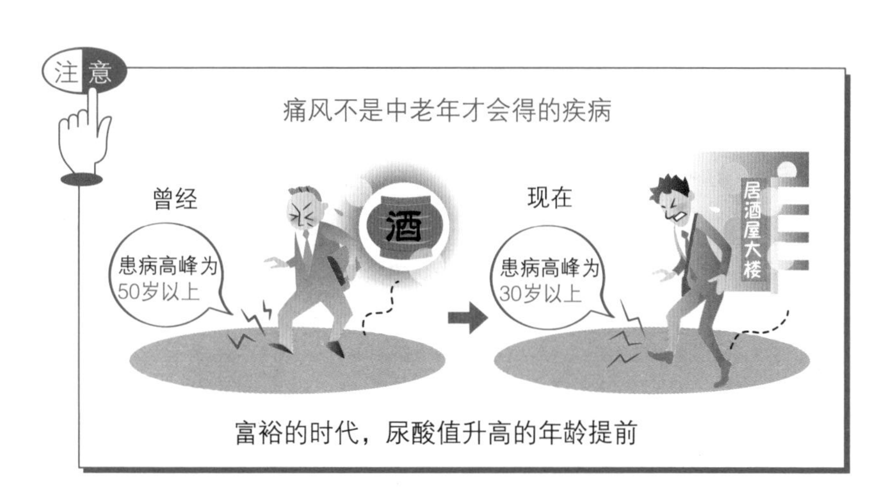

富裕的时代，尿酸值升高的年龄提前

饮食习惯

1950 年代以后，在日本的饮食习惯向欧美饮食习惯转变的时期，高尿酸血症和痛风患者急速增加。以动物性食品为中心，高脂肪、高热量的饮食生活是原因之一。同时，患糖尿病、肥胖、血脂异常和高血压等生活方式疾病的人也在增多。下面来看一下饮食习惯和尿酸值的关系。

高脂肪、高热量的饮食习惯使尿酸值升高的原因有两个。一个原因是一种叫作嘌呤的物质。最近，市面上出现了零嘌呤* 的酒等食物，相信大家对于这种物质已经有所耳闻了。但是，能正确理解嘌呤本质的人还是少之又少。

嘌呤是产生尿酸的物质。当体内所含的嘌呤被分解时，就会产生尿酸，也就是代谢废物。虽然大部分尿酸是由细胞新陈代谢形成的嘌呤合成，但是食品中的嘌呤在体内也会形成尿酸。动物性食品等高热量食品和酒精，含有大量的嘌呤，过量食用就会导致嘌呤摄入过量。而且，酒精会加速体内嘌呤的生成，抑制尿酸的排泄。

只不过，从食物中摄取的嘌呤对人体的影响不大。比它影响更严重的是，高脂肪、高热量食物导致的肥胖。尿酸值和肥胖程度成正比，事实上，约 70% 身体肥胖的人会患高尿酸血症。肥胖是诱发糖尿病、血脂异常、高血压等生活方式疾病的元凶，高尿酸血症也不例外。

另外，过量摄入果糖，也会导致体内嘌呤含量上升或使人变胖。

零嘌呤　意思是不含嘌呤。最近，除了不含嘌呤，市面上还出现了将嘌呤降得非常低的酒。

导致尿酸值升高的两大原因

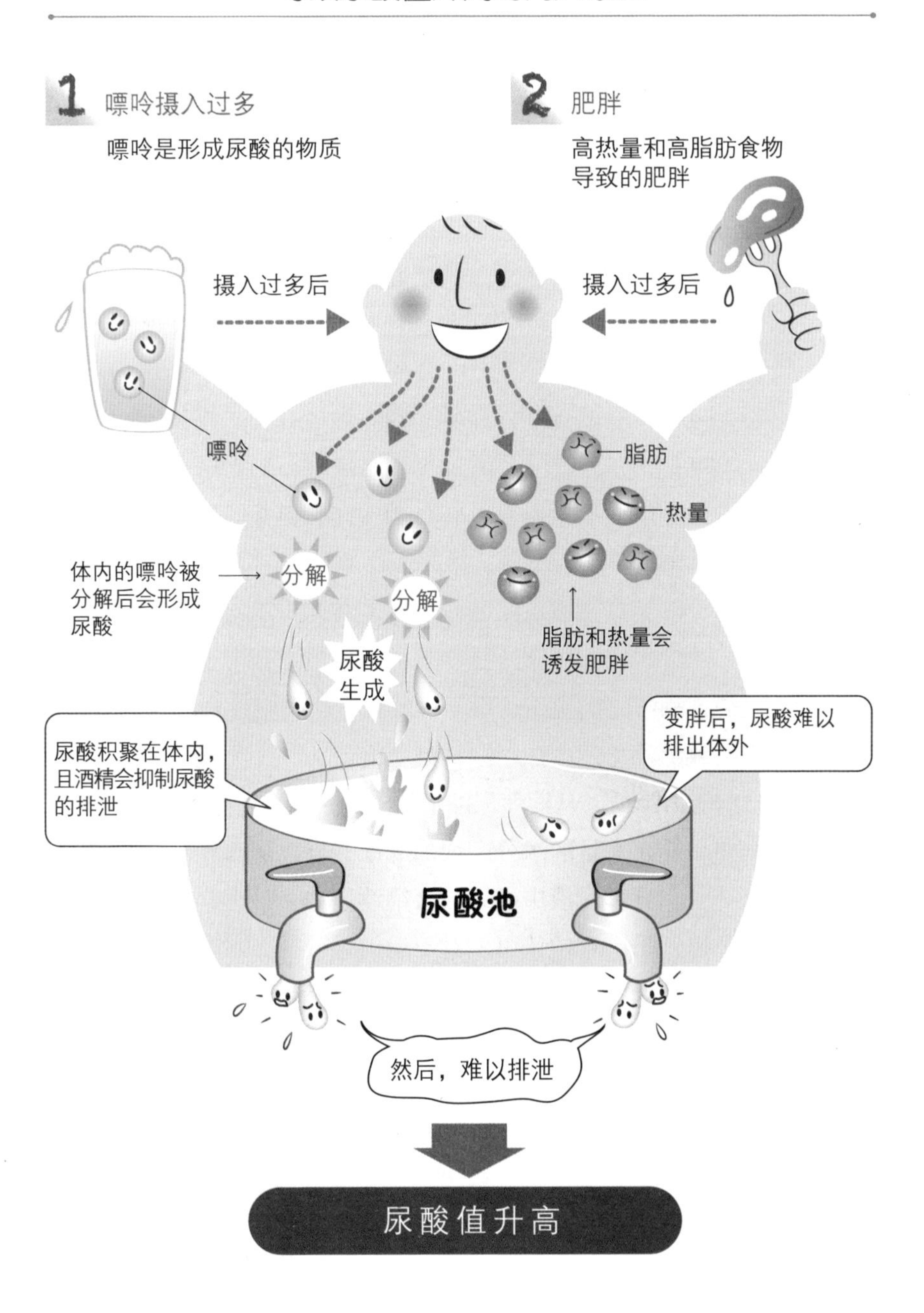

运动习惯

运动和尿酸值有两种相反的关系。

第一种关系为，适当的运动可以改善胰岛素的抵抗性，有降低尿酸值的作用。而由于运动不足导致的肥胖，会使尿酸值升高。养成适当运动的习惯，消除肥胖的话，高尿酸血症和痛风也会得到改善。但是，并不是所有的运动都可以。

第二种关系为，有些运动反而会导致尿酸值升高。身体运动时使用的能量（ATP）中也含有尿酸的源头，即嘌呤。ATP 作为能量来源使用后，一旦被分解，通常会再次转化为 ATP。但是，如果急速大量使用 ATP，其就会被分解为嘌呤，进而转化为尿酸。

运动分为可以大量摄取氧气的有氧运动和几乎不摄取氧气的无氧运动。其中，选练肌肉和短跑这样剧烈的无氧运动，会迫切需要大量的能量。但是，氧气的供应无法跟上，就会将肌肉中所含的 ATP 作为能量。结果导致嘌呤急速增加，尿酸值上升。另外，无氧运动还会导致肾排泄尿酸能力降低，从而使尿酸值上升。

这时，如果补充大量的水分，增加的尿酸可以随着尿液排出，但是一旦没有补充水分，血液中的尿酸会继续增加。最近，运动时补充水分的重要性得到了广泛的认可。对于运动时不补充水分的人来说，由 ATP 转化的嘌呤会导致尿酸值上升，一定要引起注意。

运动和尿酸值的两种相反关系

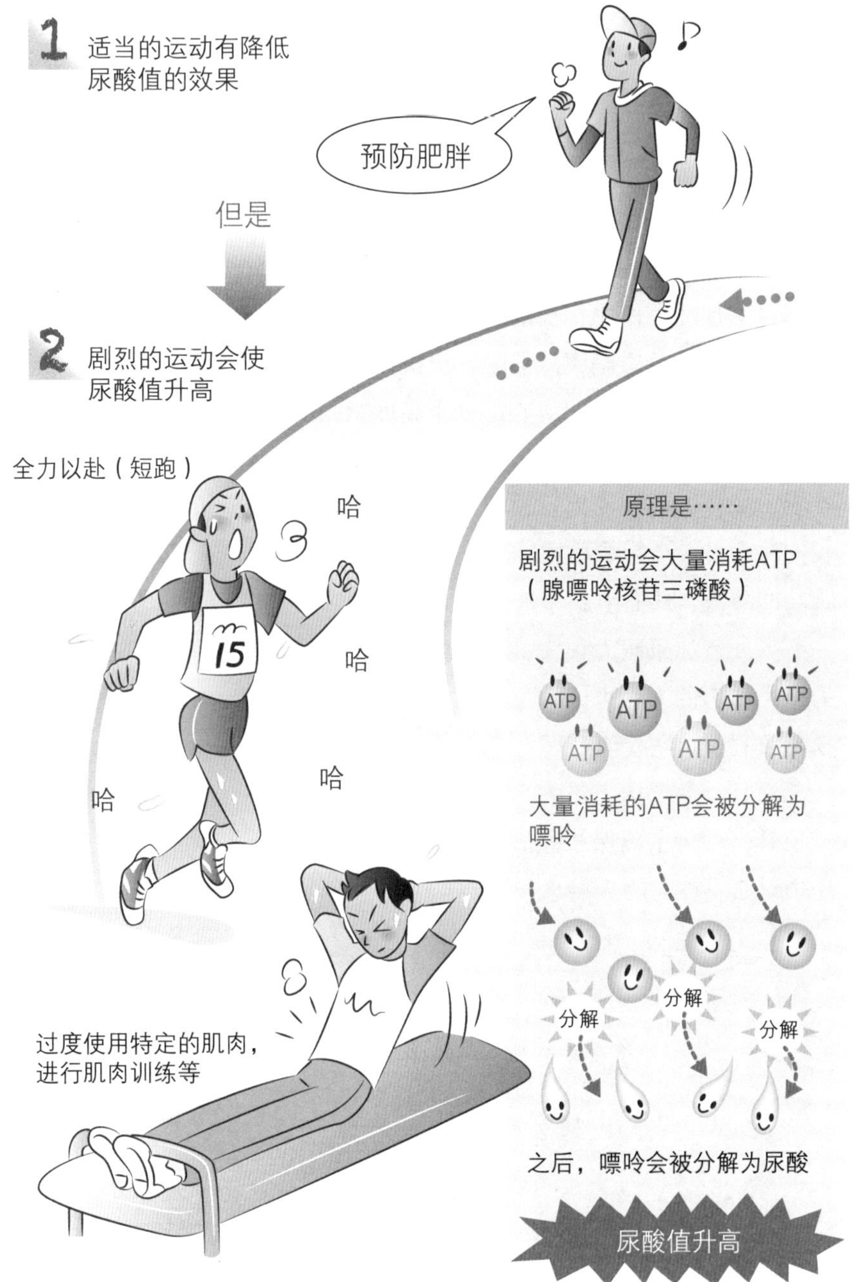

压力被积攒

众所周知，强烈的压力会导致血压和血糖值上升，而尿酸值与压力也有关系。有不少调查显示，强烈的压力会导致尿酸值升高。

目前尚不清楚压力是怎样导致尿酸值升高的，这很有可能与自主神经*有一定的关系。

自主神经由作用相反的交感神经和副交感神经构成，两者相互平衡，共同维持身心健康。但是，当机体遭受强烈的压力时，交感神经就会占据主导位置，让身心都处于高度紧张的状态。之后，为了应对这种异常的状态，就会大量消耗体内的能量。大量消耗体内能量会加速嘌呤的代谢，从而促进尿酸的产生，最终导致尿酸值升高。而且，长期压力过大会影响排尿。压力增大会导致血管收缩，肾血流量减少，肾功能降低，从而引起尿量减少，尿酸的排泄量也会降低。

另外，如果压力很大，很有可能会暴饮暴食或酗酒。经常处于压力过大状态的人，可能会反复暴饮暴食。这种不良的饮食生活方式容易导致肥胖及尿酸值升高。

而且，如果压力过大，本来就容易因为自主神经功能紊乱导致尿酸值升高。为了确保尿酸值处于正常的范围内，预防痛风发作，减轻压力是必不可少的。

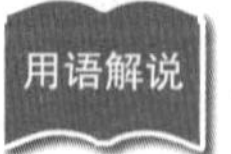

自主神经　与自我意识无关，调节脏器工作的神经。交感神经能够让身体处于活跃的状态，副交感神经负责让身体进入休息的状态。

压力和尿酸值升高之间的微妙关系

压力导致尿酸值升高的原因有很多

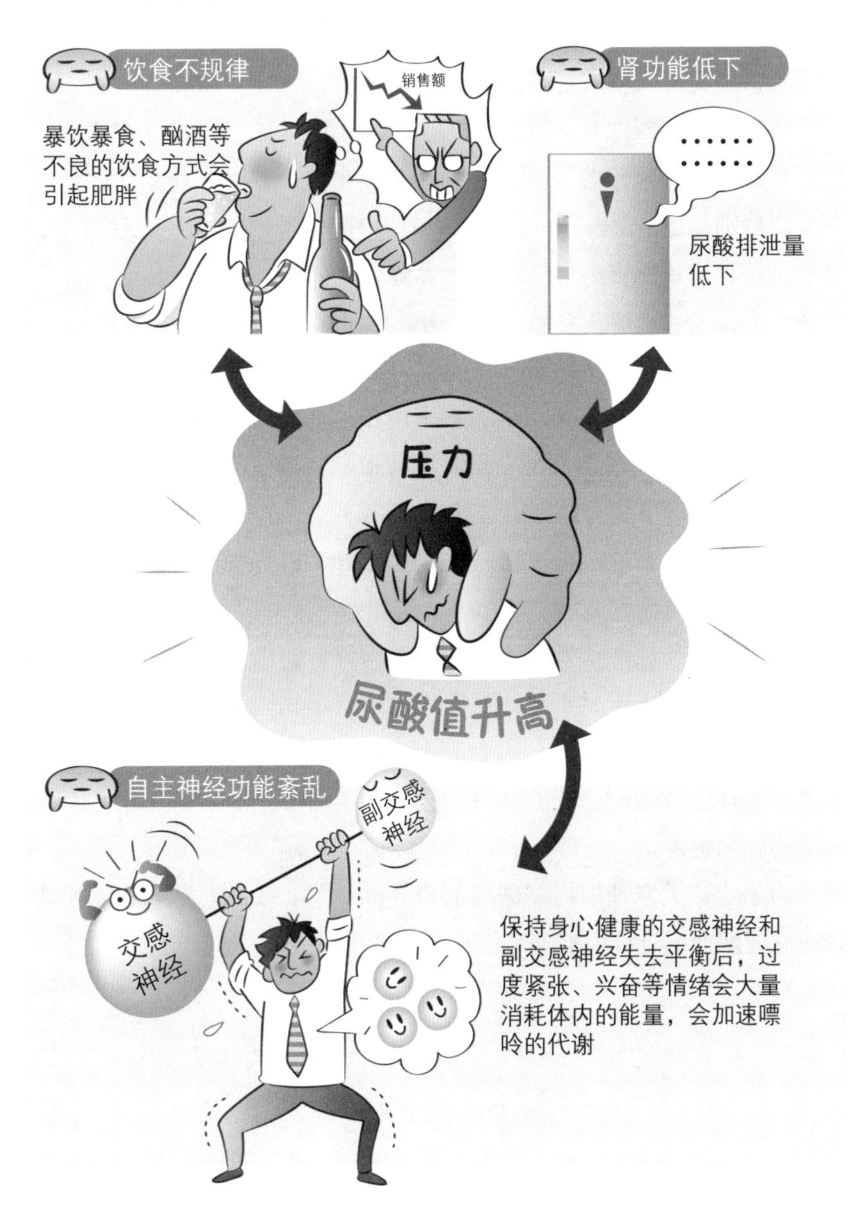

性格与遗传

性格和遗传与尿酸值有怎样的关系呢?

容易得高尿酸血症和痛风的人，性格上有共通点。这个共通点，用一句话来说，就是容易积攒压力。具体来说，有以下几点：做任何事情都特别积极；急躁；一丝不苟；有领导能力；想要去解决麻烦事；有攻击性；责任感强；好胜心强；等等。这种类型的性格被称为 A 型性格，主要表现为非常容易遭受压力，但是无法很好地排解压力。

有学者认为，A 型性格的人容易得心肌梗死。同样，容易受压力影响的高尿酸血症和痛风，也经常出现在这类性格的人身上。当然，并不是所有这类性格的人都会得高尿酸血症或痛风。A 型性格的人最好还是要掌握调节自身压力的方法。

接下来就是遗传，有数据显示，有约 20% 高尿酸血症患者的亲属会出现高尿酸血症和痛风。

除了一些与尿酸值有关系的遗传基因外，遗传体质也是导致尿酸值上升的原因之一。只不过，就算亲属中有患相同疾病的人，也并不代表全部都是遗传的原因。因为，生活在一起的人，其饮食习惯等生活方式往往大致相同。比起体质的遗传，生活方式的影响和环境因素对疾病影响更大。

为了能让大家理解控制尿酸的重要性，第 2 章为大家更加详细地介绍高尿酸血症这种疾病。

第2章

无法察觉病情发展的高尿酸血症

如果只是尿酸值高的话，一般不会有能够自我意识到的症状，容易被忽视。但是，如果对其置之不理，就会慢慢发展为高尿酸血症，再置之不理，可能还会出现危及生命的并发症。

关于高尿酸血症

尿酸值超过 7.0mg/dL 的状态即为高尿酸血症

高尿酸血症指血液中的尿酸值超过 7.0mg/dL 的状态。

机体每天都会产生和排泄尿酸，在维持产生和排泄平衡的同时，体内会积存一定含量的尿酸。也就是说，如果可以正常产生、排泄体内的尿酸，健康就不会出现问题。但是，如果因为某些原因导致体内尿酸含量过剩，就会无法正常将其排出体外。当体内的尿酸超过一定含量时，多余的尿酸就会进入血液中，导致血液中的尿酸水平升高。

然而，尿酸是一种很难溶于水和血液的物质，能够溶于血液的量是有限的。虽然理论值为 6.4mg/dL，但是，一旦血液中尿酸值高于 7.0mg/dL，无法溶解的尿酸就会形成结晶，沉着在关节、皮肤、肾脏及输尿管等部位。

痛风就是因为尿酸结晶沉着到关节而引起的。所以，当血液中的尿酸值超过 7.0mg/dL 时，高尿酸血症就可能慢慢演变为痛风。而且，尿酸结石沉着还会损害肾功能，导致输尿管结石等疾病。

如果只是尿酸值高，一般不会出现能够自我意识到的症状，但会增加患各种并发症的风险。尿酸溶解的难易程度男女之间不存在差异，标准值均为 7.0mg/dL 以下。当尿酸值超过 7.0mg/dL 时，就会被诊断为高尿酸血症。

尿酸值升高后，患并发症的风险会增加

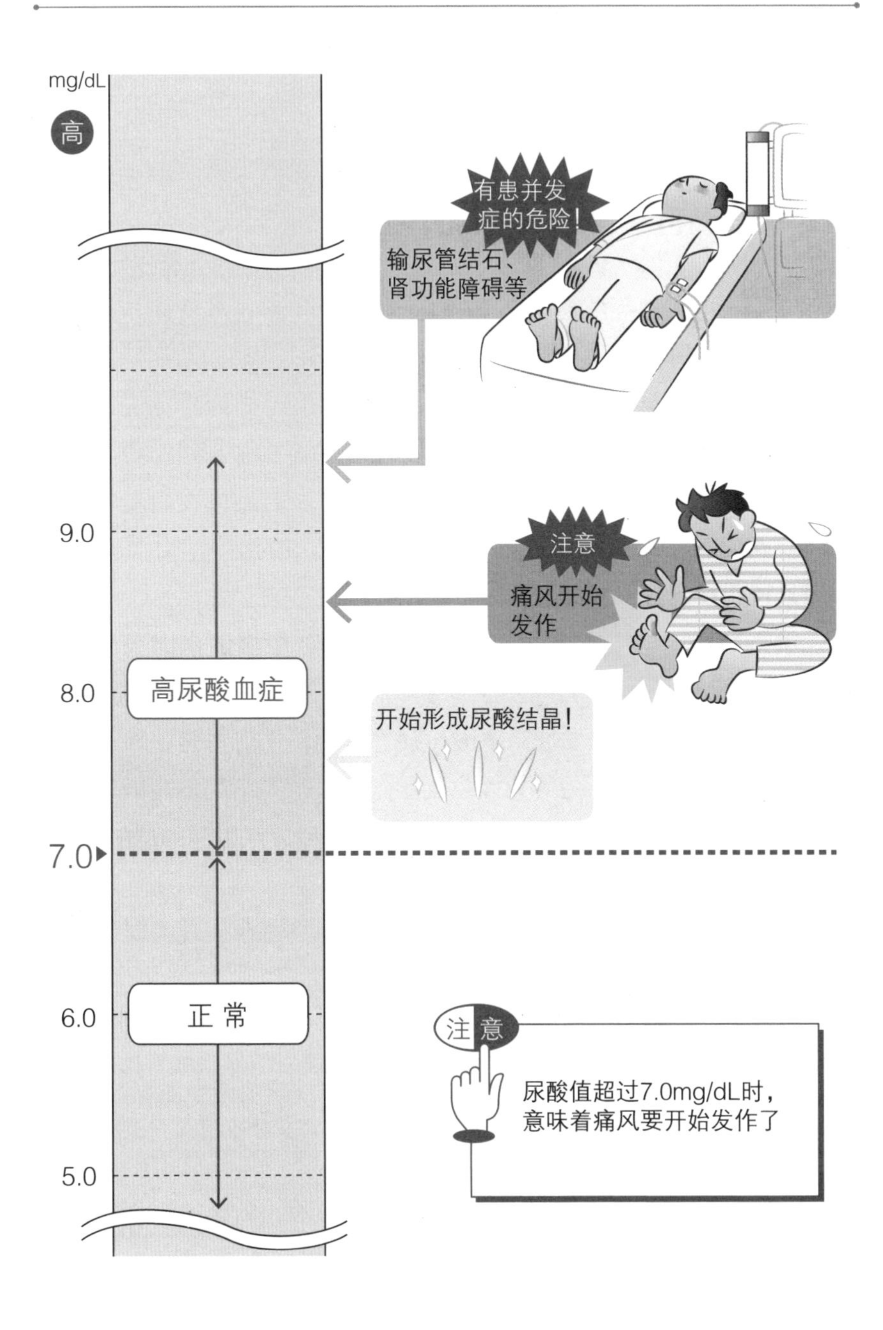

高尿酸血症有两种类型

血液中的尿酸值高于 7.0mg/dL 时，就会被诊断为高尿酸血症。根据病因，高尿酸血症分为两类。

肾脏疾病和糖尿病等疾病会引发高尿酸血症。另外，服用降压药、利尿药、阿司匹林等药物也会导致尿酸值升高。像这些明确知道病因的高尿酸血症称为继发性高尿酸血症，要与原发性高尿酸血症区别对待。继发性高尿酸血症约占所有高尿酸血症的 5%，治疗方法也和其他类型的高尿酸血症有很大的不同，所以诊断时的鉴别很重要。因为继发性高尿酸血症能够非常清楚的知道病因，所以治疗时首先要去除病因。如果病因是其他疾病，就要首先治疗相应的疾病；如果病因是服用某种药物，就要考虑是否停药。

很多高尿酸血症患者并没有患其他疾病，尿酸值依旧很高，这种类型的高尿酸血症称为原发性高尿酸血症，约占所有高尿酸血症的 95%。基本上所有的原发性高尿酸血症都病因不明。但是，即便病因不明，肥胖、饮食、压力等原因也是导致尿酸值升高的危险因素。所以在治疗原发性高尿酸血症时，需要去除由生活方式引起的危险因素，终身都要严格控制尿酸值。

不管是原发性还是继发性高尿酸血症，最终都会表现为尿酸的生产和排泄失去平衡，体内尿酸值过剩导致病发。

接下来，将为大家介绍尿酸的形成机制。

高尿酸血症病发的原因有两种

1 原发性高尿酸血症

如果不克制
的话……
约占所有高尿酸
血症的95%

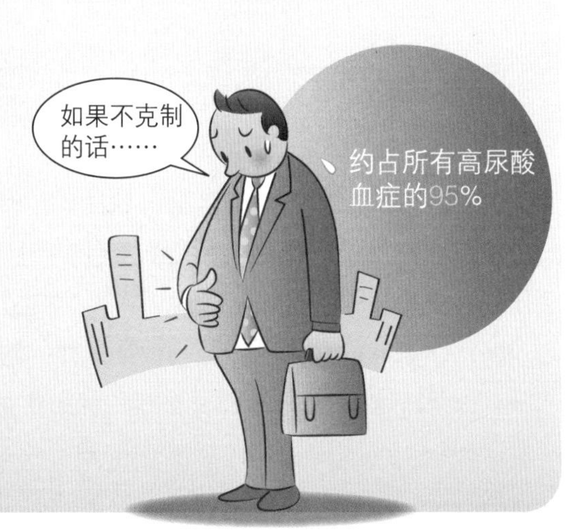

原因

没有特定的原因

治疗原则

去除肥胖、饮食、
压力等危险因素

2 继发性高尿酸血症

停止服药
○○医院
病因疾病的
治疗

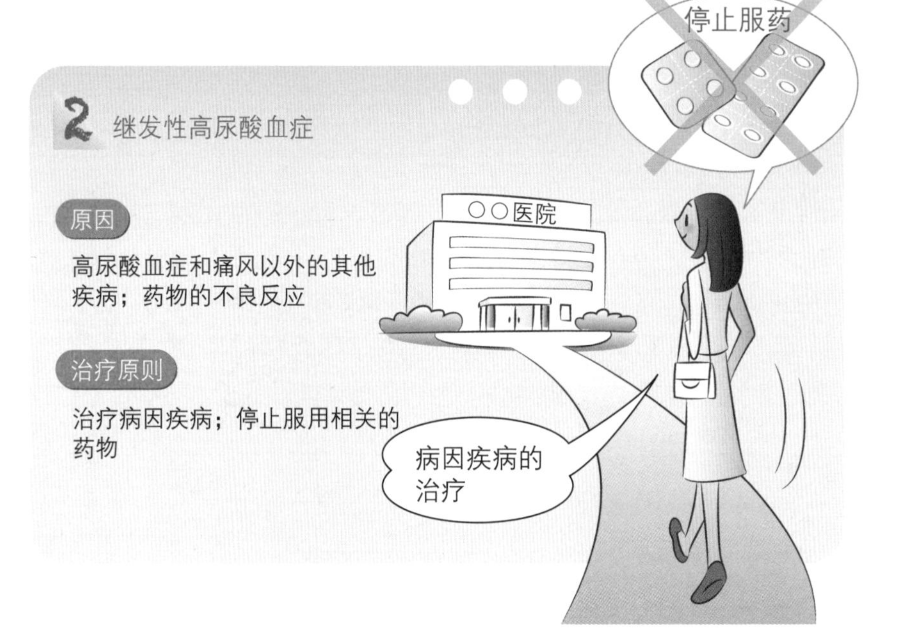

原因

高尿酸血症和痛风以外的其他
疾病；药物的不良反应

治疗原则

治疗病因疾病；停止服用相关的
药物

尿酸是高尿酸血症的元凶

尿酸是怎样形成的

引起高尿酸血症的尿酸，是一种什么样的物质呢？

尿酸原本不是以尿酸的形态存在于体内，尿酸的前体是嘌呤，嘌呤分解代谢后，就会形成尿酸。

那么，尿酸的前体嘌呤是一种什么样的物质呢？

有人可能会从这个名字联想到甜点布丁，但嘌呤和布丁是完全不同的两种物质。尿酸的前体嘌呤存在于所有人的体内，其化学结构中含有嘌呤环。不管是机体生成的嘌呤，还是从食物中获取的嘌呤，都会在肝脏被分解，然后形成尿酸。

近年来，市场上出现的零嘌呤啤酒受到了广泛关注，但是事实上，从食物中获取的嘌呤，对尿酸升高的影响并没有那么大。从食物中获取的嘌呤一般不会超过体内嘌呤含量的20%，体内的嘌呤大部分还是在体内生成的。

过去，提起高尿酸血症和痛风，就需要特别注意限制食用含嘌呤的食物。然而，现在变得没有以前那么严格了，但是如果过量摄入含嘌呤的食物，还是会导致尿酸值升高，一定要引起注意。

接下来，我们来了解一下机体是怎么产生嘌呤的。

尿酸是由嘌呤代谢形成的

形成尿酸的嘌呤可以在体内生成，也可以从食物中摄取

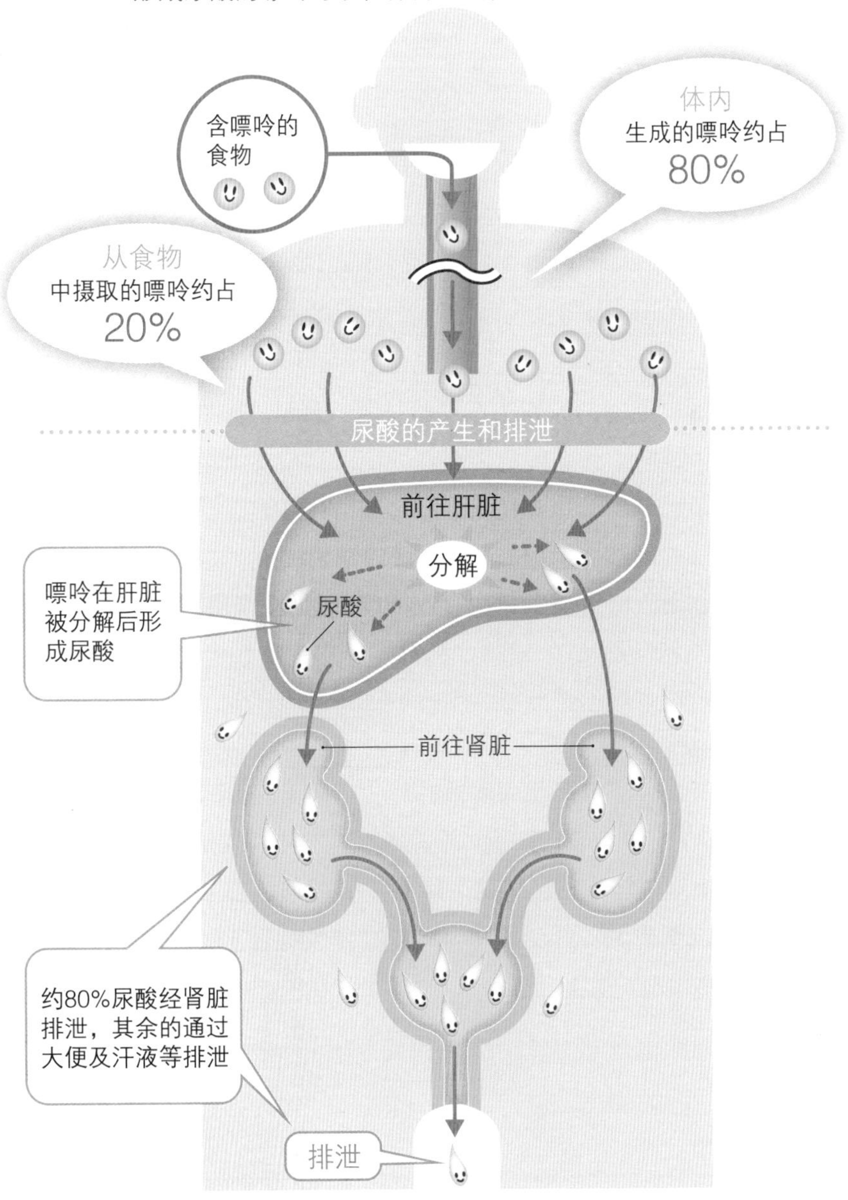

体内的嘌呤是如何形成的

体内嘌呤的形成有两种方式。

一种是由细胞的新陈代谢产生。我们的身体大约由 60 兆个细胞组成。每一个细胞都由细胞膜、细胞质、细胞核构成。其中，细胞核内包含能够传递遗传信息的重要物质脱氧核糖核酸（DNA）和核糖核酸（RNA）。这些核酸就是构成嘌呤的原料。体内的新陈代谢是指每天都会产生新的细胞来代替旧的细胞。旧细胞分解时，核酸会被分解为嘌呤。

另一种形成嘌呤的原料为腺嘌呤核苷三磷酸（ATP），在第 1 章中也提到过。运动、代谢等身体全部的活动都需要消耗 ATP，它是维持生命活动不可缺少的重要物质。ATP 被消耗以后，虽然会暂时分解为腺嘌呤核苷二磷酸（ADP），但是在通常情况下，如果此时你的身体处于安静状态，ADP 就会再次合成 ATP。但是，如果因为剧烈的运动等原因，导致 ATP 被大量急剧消耗，像第 1 章提到的那样，就会来不及再次合成 ATP，被分解为嘌呤，进而形成尿酸，这个过程称为 ATP 的能量代谢。

剧烈的无氧运动可以使尿酸值升高，是因为肌肉的新陈代谢变得活跃后，与 ATP 的能量代谢产生了联系。

不管是细胞的新陈代谢还是 ATP 的能量代谢，都是生存所必不可少的过程。也就是说，只要活着，嘌呤就会不断地产生、分解，并且持续产生尿酸。

嘌呤生成的两种方式

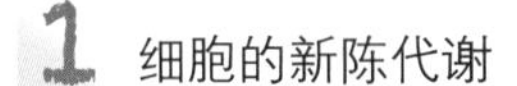

1 细胞的新陈代谢

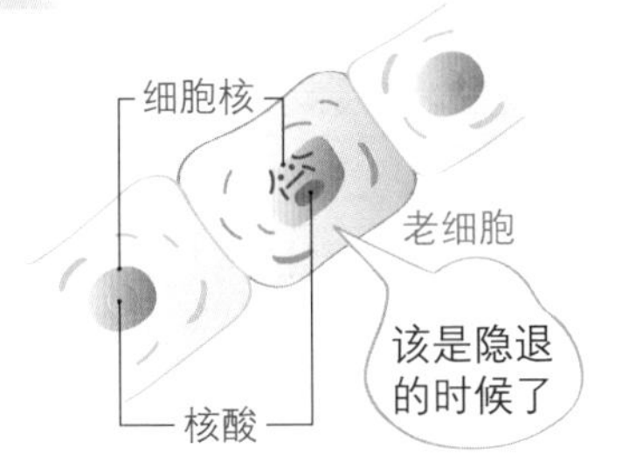

细胞变老以后，就会被分解，
之后被新的细胞代替

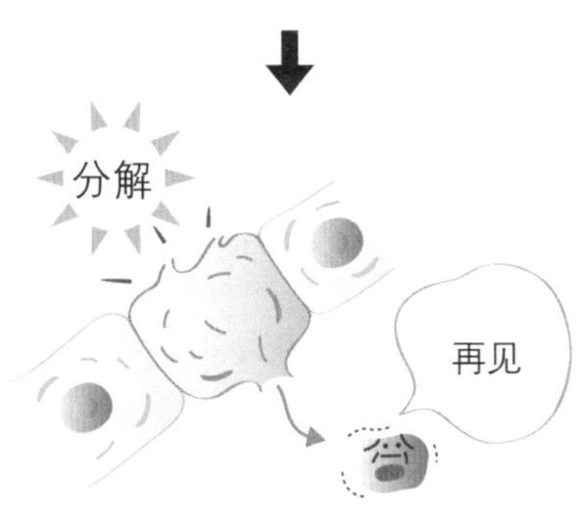

在分解的过程中，核酸被释放

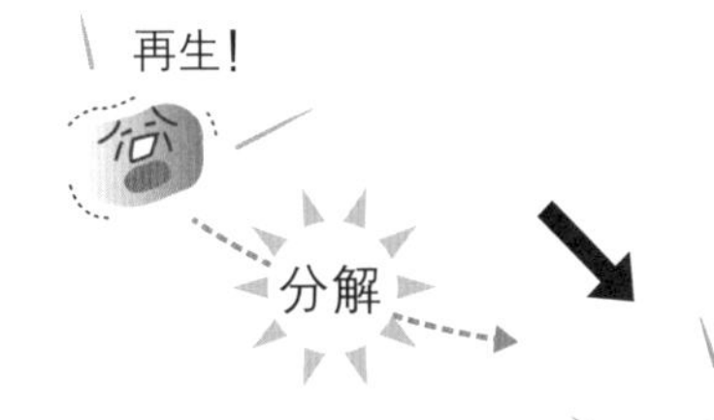

释放的核酸被分解后会生成嘌呤

2 ATP的能量代谢

一般情况下，运动时消耗的ATP会被分解为ADP

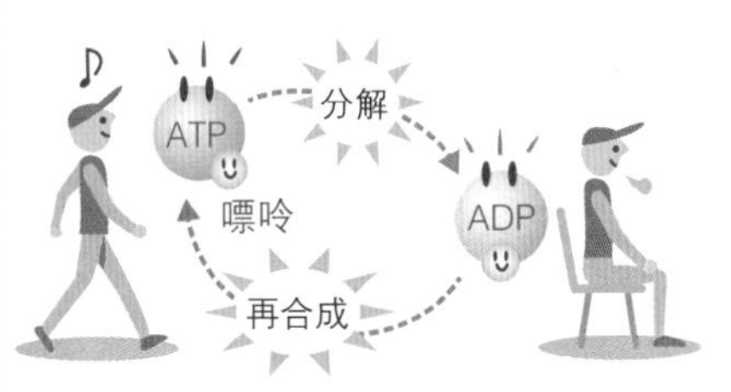

运动后，如果保持安静的话，
就会再合成ATP，嘌呤也会被再利用

但是如果因为剧烈的运动等原因导致ATP被大量消耗，就会来不及再次合成ATP

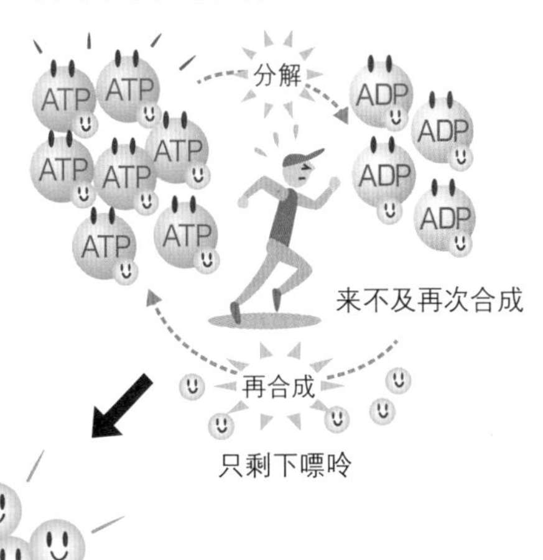

ADP被分解后，就会生成多余的本应该被利用的嘌呤

体内尿酸的贮存量是有限的

人体内每天都会产生尿酸，那么每天产生多少尿酸，体内会贮存多少尿酸呢？

在通常的情况下，体内尿酸每日的生成量和排泄量维持一定平衡的同时，会在体内贮存一定的含量。如果能够维持生成量和排泄量的平衡，且体内尿酸含量不超过标准值，就不会出现健康问题。

健康人的体内一般会贮存 1200mg 的尿酸，它们贮存于体内的尿酸池中。

尿酸池中每天会生成新的尿酸。通常，食物中摄取的嘌呤可以产生 100~150mg 尿酸，而体内生成的嘌呤可以产生 550~600mg 尿酸，每天共产生约 700mg 尿酸。

如果一直这样下去，体内的尿酸就会不断增加，所以每天身体会将同样量，即约 700mg 尿酸排出体外。也就是说，每天产生约 700mg 尿酸，并排出约 700mg 尿酸。

通过维持产生量与排泄量的平衡，尿酸池中可以保持一定含量的尿酸。这时如果因为某种原因，平衡被破坏，产生尿酸过多，无法正常排泄的话，体内尿酸就会持续增加，最终超过尿酸池的容量。

尿酸池的容量是有限的，一般来说，如果尿酸池中的尿酸超过 1500mg，血液中的尿酸值就会超过标准值的 7mg/dL，即患上高尿酸血症。一定要注意，远离引起尿酸过量的生活习惯。

尿酸池的工作原理

通常，尿酸池在维持生成和排泄尿酸平衡的同时，会贮存一定量的尿酸

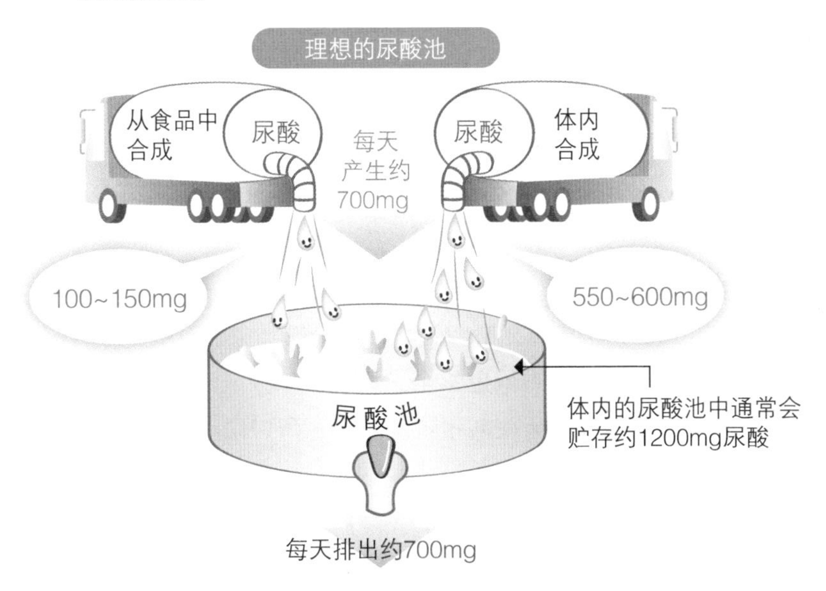

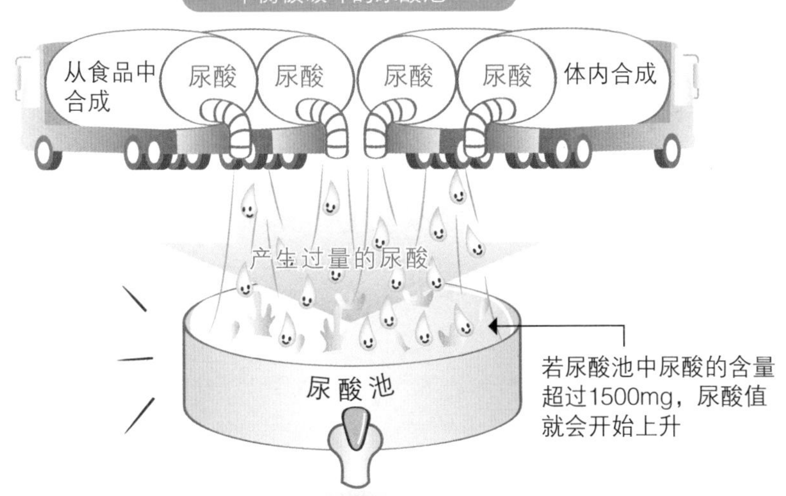

产生的量高于排泄的量

尿酸由肾脏处理后排泄

我们的身体每天都会排泄约 700mg 的尿酸，其中约 500mg 的尿酸会通过肾脏随着尿液一起排出。另外，也会有少量的尿酸随着汗液排出。

就像前面介绍的那样，为了能够保证体内存在一定量的尿酸，必须保持其产生与排泄的平衡。而且因为尿酸很难溶于水和体液，所以不容易与尿液一起排出。对于人类来说，生成尿液的肾脏原本处理尿酸的能力就很低，所以尿酸经肾排出体外的量十分有限。

肾脏处理尿酸能力低也不全是坏事。如果尿液中尿酸含量过高，也是一个大问题。因为尿酸很难溶于水，所以随着尿液排泄且无法溶于尿液的尿酸，就容易形成结晶或结石。如果肾脏处理尿酸的能力提高，尿液的尿酸浓度增加，作为尿液通道的输尿管和膀胱就有可能出现结石。所以，为了避免这种风险，肾脏不断抑制自己处理尿酸的能力。

另外，尿酸有一定的抗氧化作用，可以抑制加速衰老和诱发癌症等的原因，即活性氧*的活性。所以，有的学者认为，从某种程度上来说，尿酸是一种身体所必需的物质，而且肾脏的抑制处理能力也是一种有益的构造。

不管怎么说，在尿酸的排泄中，肾脏发挥着最重要的作用。接下来将为大家详细介绍肾脏排泄尿酸的过程，以及肾功能和尿酸值的关系。

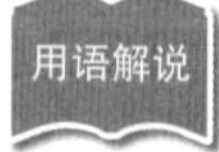

活性氧　吸入的氧气，变为体内具有强烈氧化作用的化合物。如果超出必需的量，就会加速衰老和诱发癌症。

肾脏处理尿酸能力较低的原因

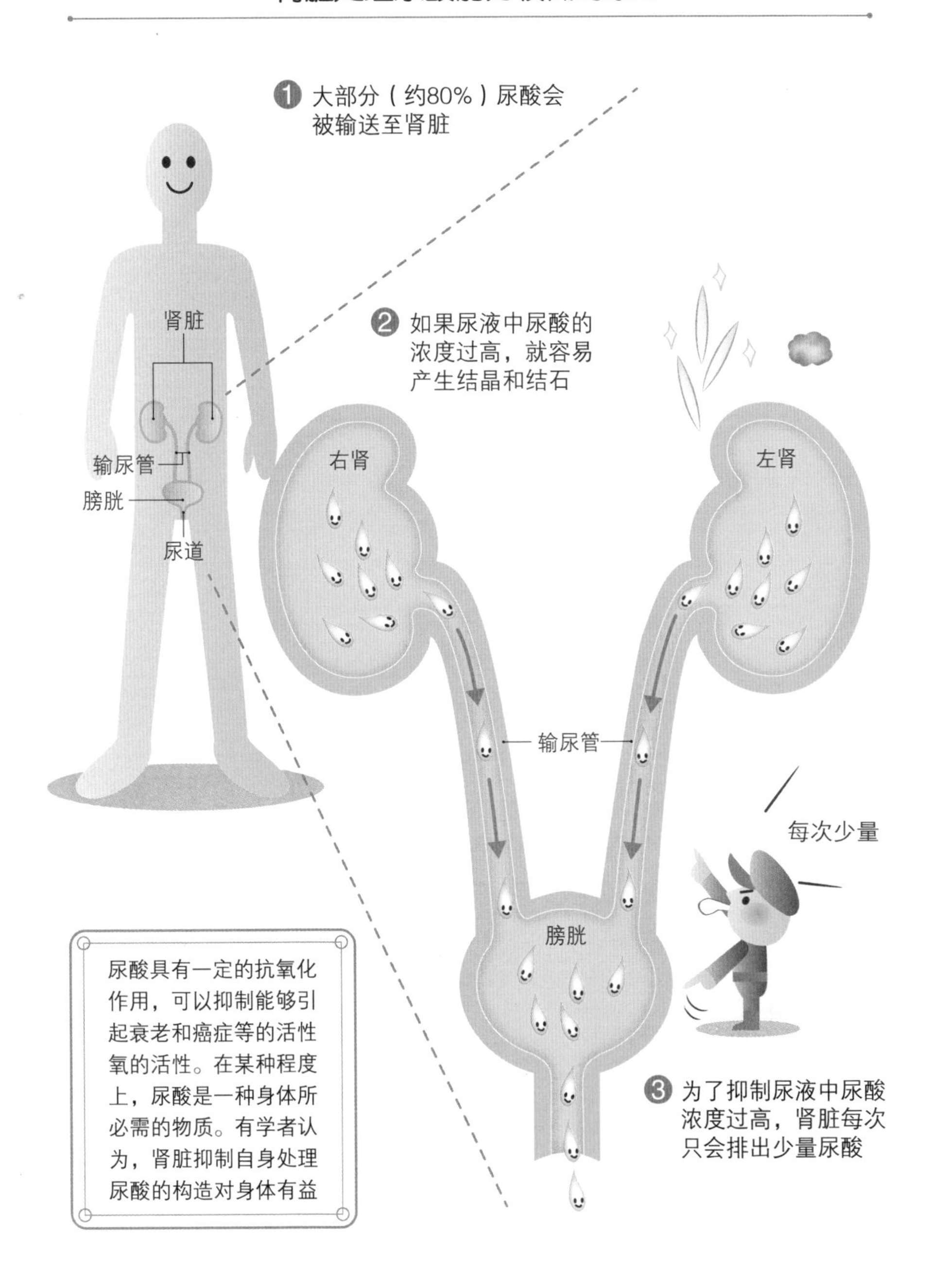

尿酸值升高对肾功能的影响

肾脏是一个稍微大于自己握紧的拳头的扁豆状的脏器。位于腹膜后脊柱两旁浅窝中，左右各一个。肾脏最重要的功能就是通过形成、排泄尿液来净化血液，保持体液平衡。

从心脏输送出的血液进入肾脏后，首先会经过肾小球，过滤代谢废物和有害物质。在这个阶段形成的尿液称为原尿。肾小球每天可以生成 150~200L 原尿。只不过，这些原尿并不一定会以尿液的形式排出体外。肾小球的滤过作用产生的原尿进入肾小管后，必要的成分会被吸收回血管内，这样，净化过的血液就会再次回到心脏，并且由心脏输送到全身。这就是肾脏净化血液的过程。而尿酸也会在这个过程被排出体外。

尿酸经过肾小球的滤过作用后，并不会马上通过尿液排出体外，而是会被肾小管重吸收。经过肾小管时，反复进行重吸收，最终伴随尿液一起排出体外的尿酸，约占肾脏处理过尿酸总量的 10%。

在尿酸的排泄过程中，肾脏发挥着最重要的作用。如果因为某种原因，肾脏排泄尿酸的能力降低，尿酸就会堆积在体内，导致尿酸值升高。另外，如果因为某种原因，体内尿酸值升高，过量的尿酸就会产生结晶，给肾脏造成巨大的负担，导致肾功能低下。

尿酸值升高和肾功能低下相互作用的同时，就会陷入恶性循环。肾功能降低到一定程度之后，很难恢复到原来的状态。为了保护肾功能，一定要控制体内的尿酸值。

尿酸值升高会降低肾功能

肾脏可以净化血液，维持体液平衡。尿酸也会在这个过程中排出体外

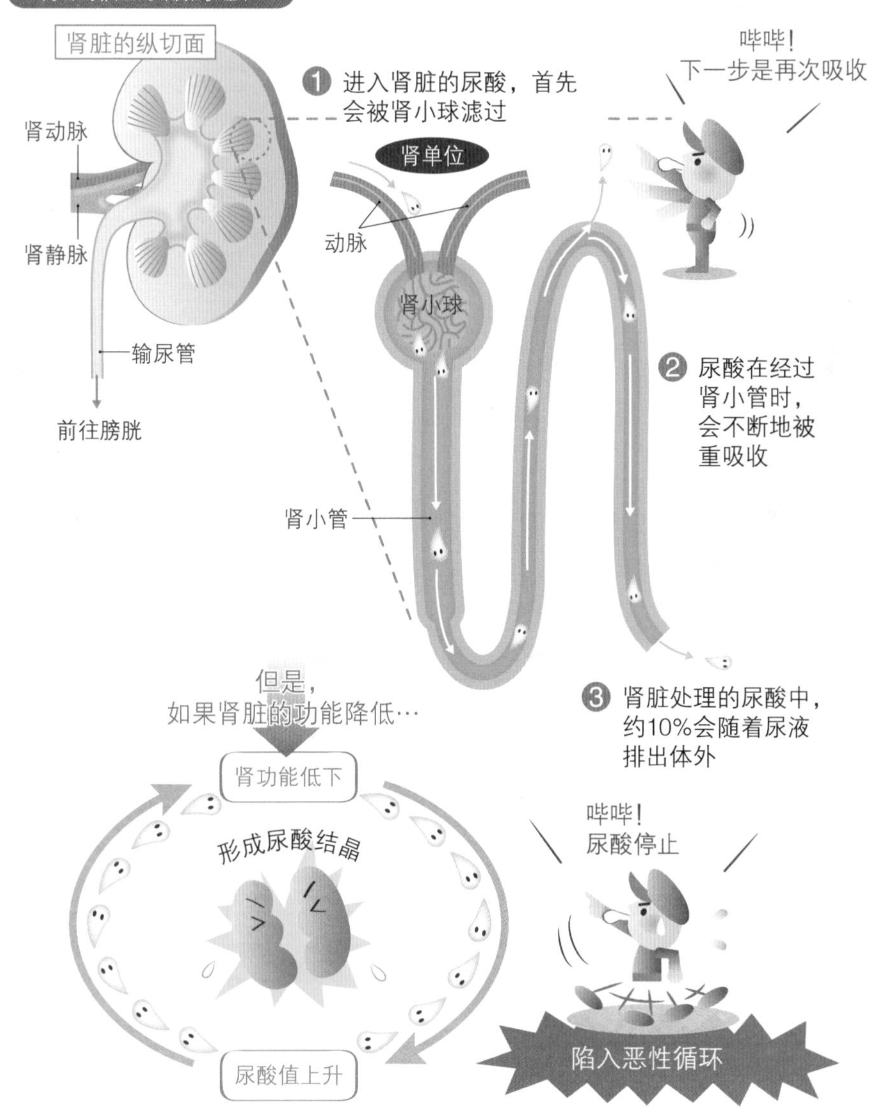

尿酸值升高的三种类型

尿酸池要保持一定量尿酸的话，最重要的就是维持尿酸产生和排泄的平衡。不管是生成量过多，还是排泄量过少，体内的尿酸量都会超出尿酸池的容量。因此，根据尿酸值升高的原因，高尿酸血症可以分为三种类型。

第一种类型为尿酸排泄能力低下型。虽然尿酸的产生是正常的，但是因为排泄功能较差，导致体内尿酸过剩。日本人的高尿酸血症患者，约有 60% 是这种类型。

第二种类型为尿酸产生过量型。此类型和尿酸排泄能力低下型相反，虽然排泄能力正常，但生成尿酸的量过多，导致体内尿酸过剩。日本约有 10% 高尿酸血症患者为此种类型。

第三种类型为混合型，兼具尿酸产生过量型和尿酸排泄能力低下型两种情况。因为在过量产生尿酸的同时，排泄能力较差，导致体内尿酸值上升。这种类型的高尿酸血症患者约占 30%。

正如上面所述，虽然高尿酸血症分为排泄能力低下、产生过量及两者混合三种类型，但是在排泄能力低下型和混合型中都存在排泄能力低下，排泄能力低下的患者约占 90%。

虽然没有明确的原因，但是除去有肾脏排泄处理能力较低体质的患者外，养成容易导致尿酸值升高的生活习惯，也会让尿酸排泄能力降低。

肾脏的旧疾或糖尿病、高血压等生活方式疾病也会导致肾功能低下。此外，高尿酸血症增长最快的类型就是混合型。有研究显示，也存在通过肠道排泄尿酸的高尿酸血症。

高尿酸血症的三种类型

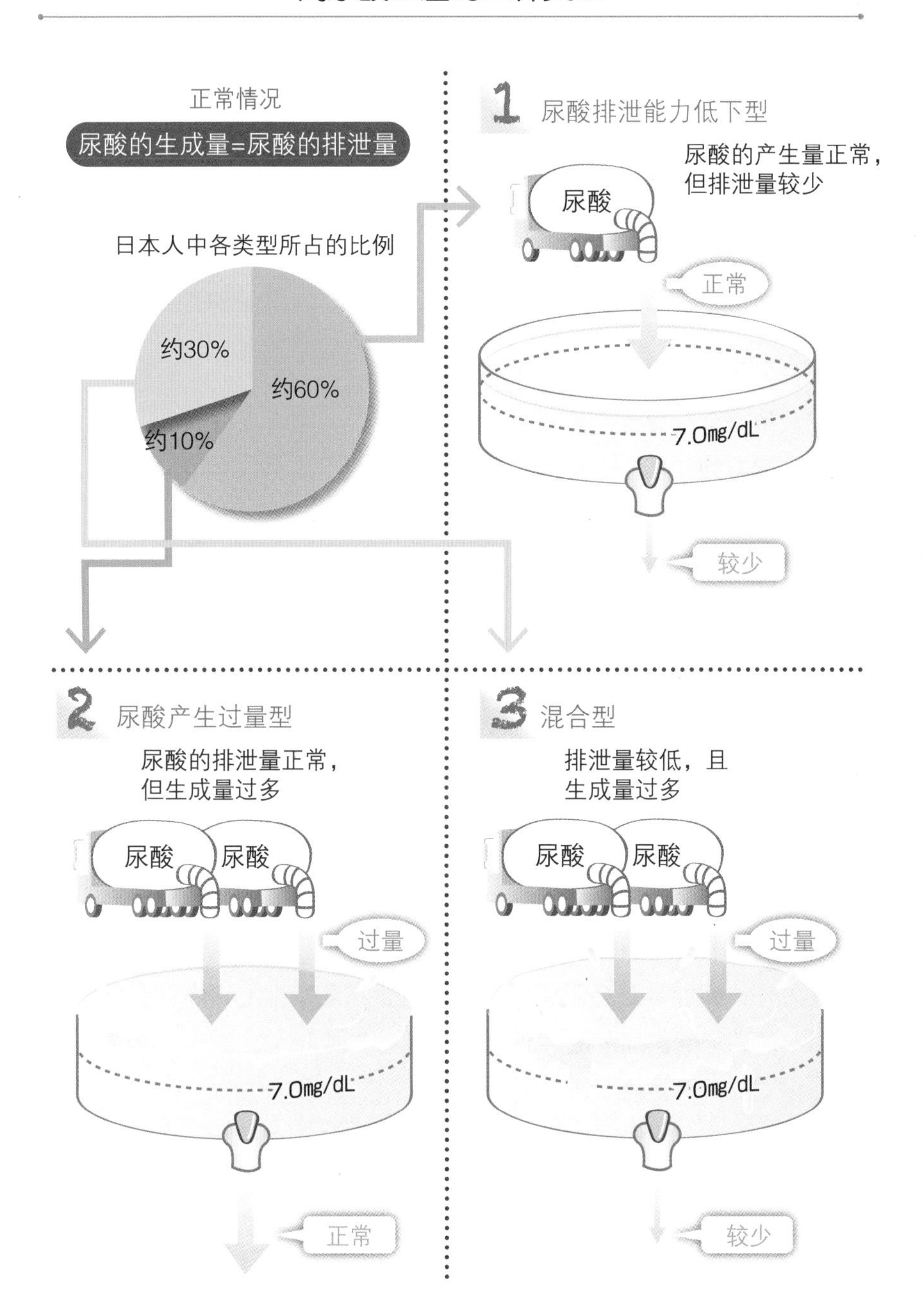

正常情况
尿酸的生成量=尿酸的排泄量
日本人中各类型所占的比例
约30%
约60%
约10%
1 尿酸排泄能力低下型
尿酸的产生量正常，
但排泄量较少
尿酸
正常
7.0mg/dL
较少
2 尿酸产生过量型
尿酸的排泄量正常，
但生成量过多
尿酸
尿酸
过量
7.0mg/dL
正常
3 混合型
排泄量较低，且
生成量过多
尿酸
尿酸
过量
7.0mg/dL
较少

尿酸值升高的原因

肥胖可以导致尿酸值升高

导致尿酸值升高的原因有很多，包括产生过量尿酸、尿酸排泄能力较差等，其中重要的原因是肥胖。虽然并不是所有的高尿酸血症患者都身体肥胖，但是很多身体肥胖的人尿酸值会高于标准值，越胖的人尿酸值就会变得越高。而且更有意思的是，如果你的高尿酸血症是由肥胖引起的，那么一旦改善身体肥胖的状况，很多人尿酸值会随着体重下降而降低。这是不可忽视的事实。

虽然导致高尿酸血症的原因不只有肥胖，但是不容置疑的是尿酸值和肥胖有着密不可分的关系。那么，肥胖会对尿酸的产生和排泄有什么影响呢？

肥胖大致可以分为两类：一是皮下囤积脂肪的皮下脂肪型肥胖，二是内脏周围囤积脂肪的内脏脂肪型肥胖。不论哪种类型，患高尿酸血症的风险都非常高。日本有研究显示，皮下脂肪型肥胖的人往往会患尿酸排泄能力低下型高尿酸血症，而内脏脂肪型肥胖的人虽然会出现尿酸产生过量型高尿酸血症和排泄能力低下型高尿酸血症，但是出现产生过量型高尿酸血症的频率较高。

另外，肥胖本身会阻碍尿酸的排泄，在此基础上，内脏脂肪型肥胖引起的高尿酸血症可能会恶化为代谢综合征。

尿酸值与肥胖关系密切

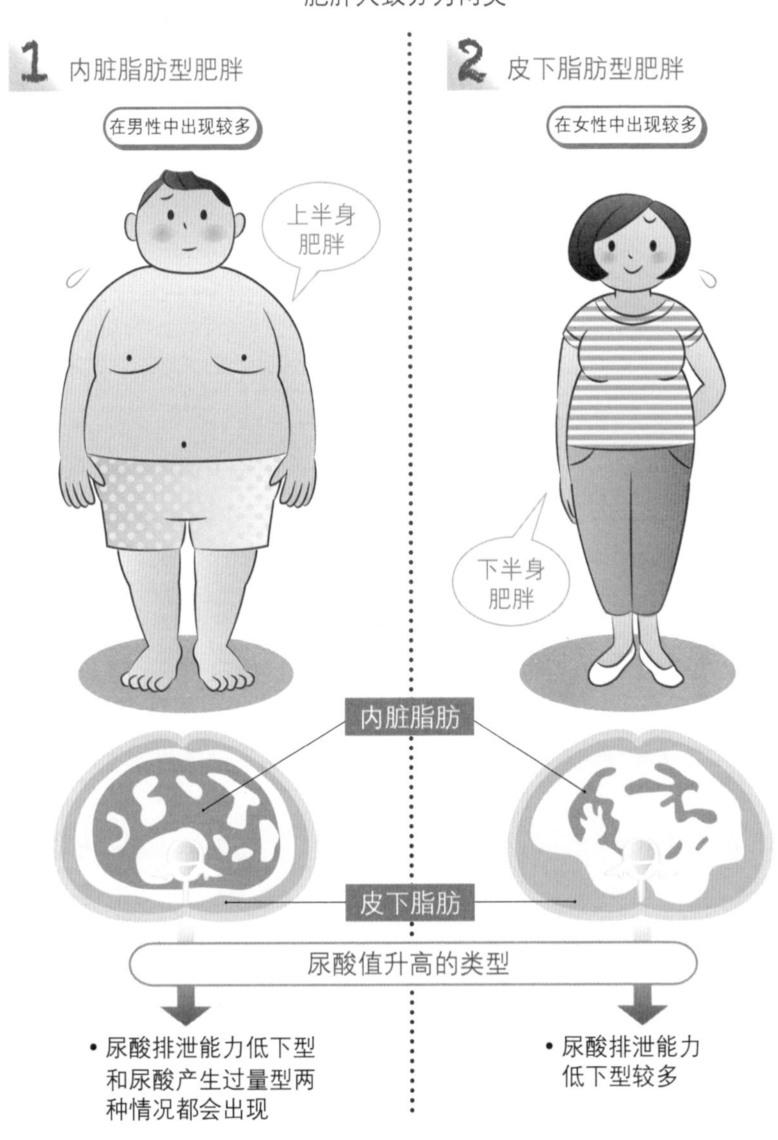

身体越肥胖的人尿酸值会变得越高

尿酸值升高与代谢综合征的关系

近年来，代谢综合征和高尿酸血症的关系越来越清晰。随着尿酸值的升高，患代谢综合征的概率变高，反之，构成代谢综合征的要素越多，尿酸值升高的可能性越大。

代谢综合征是在内脏脂肪型肥胖的基础上发展而来的，这和脂肪细胞分泌的内分泌物质“脂联素”有关。

脂肪细胞负责合成、分解、储存脂肪，脂肪细胞储存的脂肪量增加会导致肥胖。脂肪细胞会分泌各种对人体产生作用的生理活性物质*，这些分泌物称为脂肪细胞因子。如果脂肪细胞因子分泌异常或功能异常，就会对血压、血脂、血糖水平等产生影响，而且有研究表明，脂肪细胞因子也会导致尿酸值升高。

在脂肪细胞因子中，最受关注的是脂联素。脂联素有预防高血压、糖尿病、动脉硬化等疾病的作用。储存了内脏脂肪后，脂肪细胞分泌脂联素的量就会降低。内脏脂肪型肥胖患者非常容易患高血压、高血糖、血脂异常等并发症，这和脂联素分泌量低有很大关系。内脏脂肪储存越多，脂联素的分泌量就越少，患高尿酸血症的概率也就越高。

虽然高尿酸血症尚未被列入代谢综合征的诊断标准中，但是尿酸值升高也是诱发代谢综合征的原因之一。

生理活性物质　具有调节血压、血糖水平等身体功能作用的物质。是对生命现象具有特定影响的微量物质。

什么是代谢综合征

在内脏脂肪型肥胖的基础上，患有高血压、高血糖、血脂异常中任意两种或以上疾病的状态

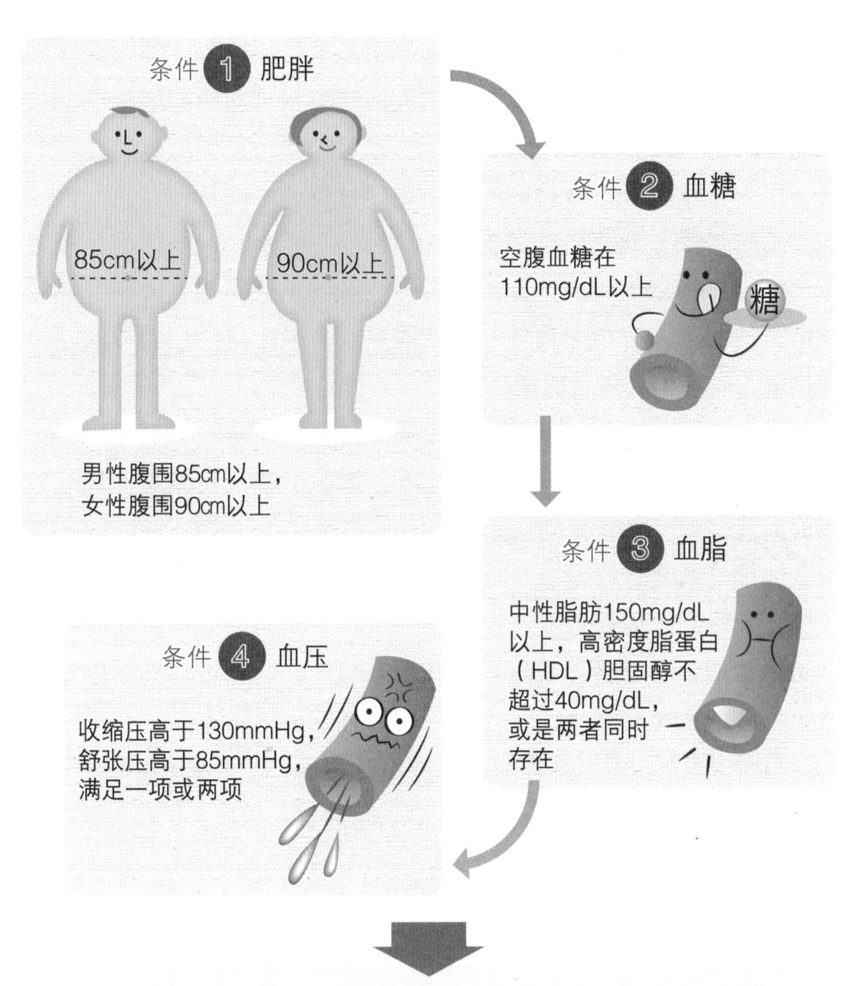

满足条件1后，条件2~4任意满足2个或2个以上，就可以判定代谢综合征是由尿酸值升高导致的

注意压力的积聚和剧烈运动

压力和剧烈运动也会导致尿酸值升高。现代人遭受着各种各样的压力，例如工作压力、人际关系压力、家庭压力等。压力是导致所有生活方式疾病的罪魁祸首，当人的压力过大时，尿酸值也非常容易升高。

压力导致尿酸值升高的原因在于，自主神经的作用。自主神经通过交感神经和副交感神经维持平衡来发挥作用，但是当遭受压力时，交感神经会优先发挥作用。交感神经会让人体的心脏和身体保持活跃的状态，机体会消耗大量的能量。消耗能量会加快体内嘌呤的代谢，导致生成尿酸的量过多。

另外，交感神经优先发挥作用，会导致血管收缩、内脏供血不足，能够排泄尿酸的肾脏同样血流不通畅，尿酸的排泄量减少，导致尿酸值上升。

进行过量剧烈的运动，特别是无氧运动后，ATP会促进嘌呤的合成，最终导致尿酸值升高。对于平时不怎么运动的人，如果突然开始运动的话，就会出现这样的状况。另外，剧烈运动后，血液中的疲劳物质乳酸*也会增加，乳酸会阻碍肾脏排泄尿酸。

当因为肥胖及运动不足导致尿酸值升高时，适度运动不可缺少，但也要注意运动的种类和强度。

乳酸　肌肉进行剧烈的运动，使用肌肉中的糖原时，会产生乳酸。有调查显示，乳酸是一种生产能量的重要物质。

压力与剧烈的运动导致尿酸值升高的原因

担任中层管理的A先生

背负高额定额目标的A先生

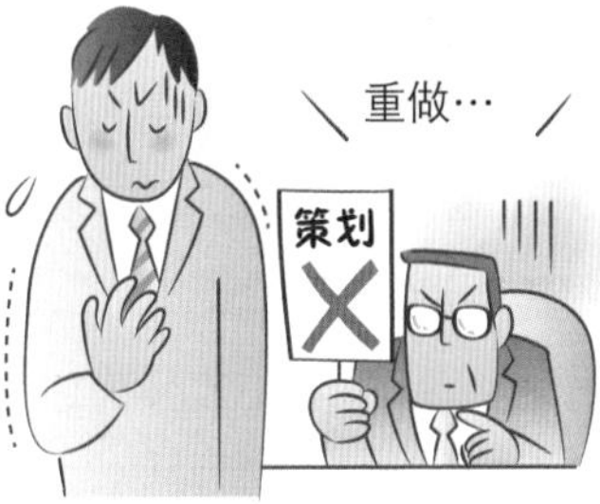

重做…

策划

每天压力都特别大

所以

自主神经功能紊乱！！

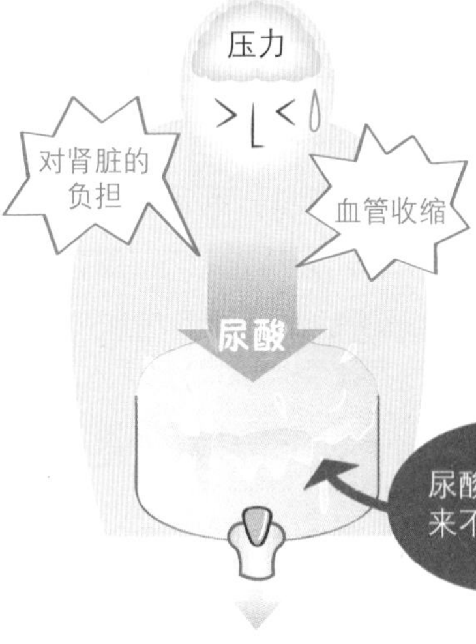

压力

对肾脏的负担

血管收缩

尿酸

做剧烈运动的B先生

快要考试的B先生

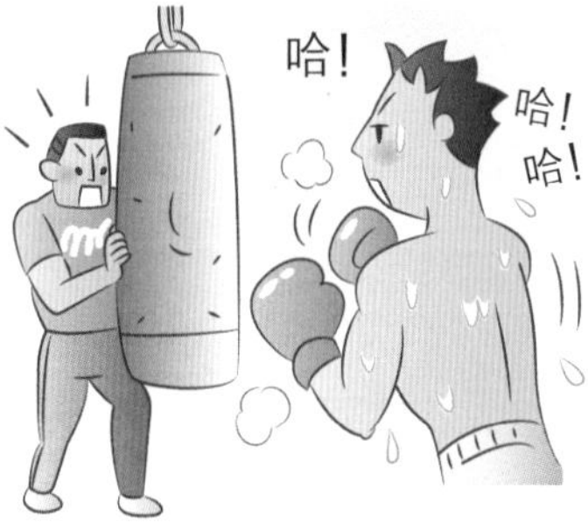

哈！

哈！

哈！

每天都进行繁重的训练

所以

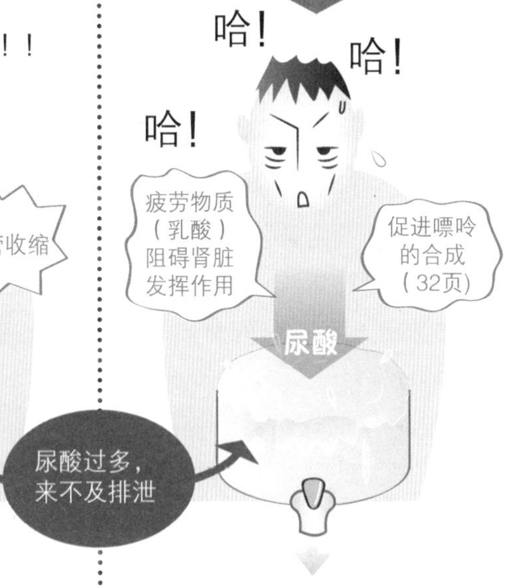

哈！

哈！

哈！

疲劳物质（乳酸）阻碍肾脏发挥作用

促进嘌呤的合成（32页）

尿酸

尿酸过多，来不及排泄

尿酸值升高

引起尿酸值升高的疾病和药物

引起尿酸值升高的疾病

在高尿酸血症中，约5%是由其他疾病和服用药物等导致的尿酸值升高，这种类型的高尿酸血症称为继发性高尿酸血症。接下来，为大家介绍造成继发性高尿酸血症的疾病和药物的相关内容。

继发性高尿酸血症和原发性高尿酸血症一样，也大致分为尿酸产生过量型、尿酸排泄能力低下型、混合型三种类型。

体内尿酸生成过多的原因有恶性肿瘤，也就是癌症。癌细胞以异常的速度不断地进行繁殖和破坏，会产生大量细胞核酸的原料，即嘌呤，尿酸值也会异常升高。

所有的癌细胞都可能导致尿酸值升高，特别是白血病和恶性淋巴瘤等血液系统的癌症尤为明显。白血病和恶性淋巴瘤不可以手术切除，主要通过抗肿瘤药和放射治疗等来破坏癌细胞。癌细胞被大量破坏的同时，尿酸会过量生成。

血液的红细胞被大量破坏后引起的溶血性贫血，甲状腺功能低下症，先天性缺酶等疾病促进嘌呤合成量过多，会诱发莱施-奈恩综合征*等疾病。另外，慢性肾病导致肾功能减退后，会诱发排泄能力低下型高尿酸血症。

引起混合型高尿酸血症的疾病有1型糖尿病、妊娠高血压综合征等。

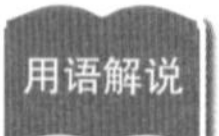

莱施-奈恩综合征　是主要发生于男孩的遗传性先天性酶缺乏疾病，又称自毁性综合征。此病是由于体内嘌呤代谢过程中的关键酶次黄嘌呤鸟嘌呤磷酸核糖基转移酶缺陷引起的，导致尿酸产生过量。

引起继发性高尿酸血症的疾病

其他疾病和服用某些药物导致尿酸值升高的状态称为继发性高尿酸血症

尿酸产生过量型

- 恶性肿瘤（白血病、恶性淋巴瘤、骨髓瘤、乳腺癌、肺癌等）
- 溶血性贫血
- 牛皮癣
- 红细胞增多症
- 甲状腺功能低下症
- 莱施-奈恩综合征等

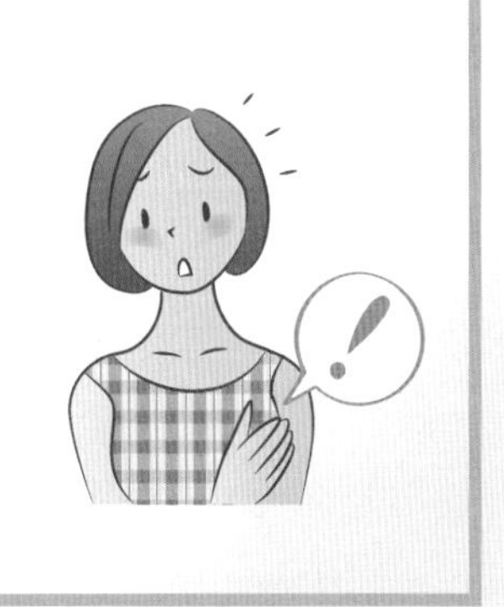

尿酸排泄能力低下型

- 慢性肾功能不全
- 唐氏综合征等

混合型

- 1型糖尿病
- 妊娠高血压综合征等

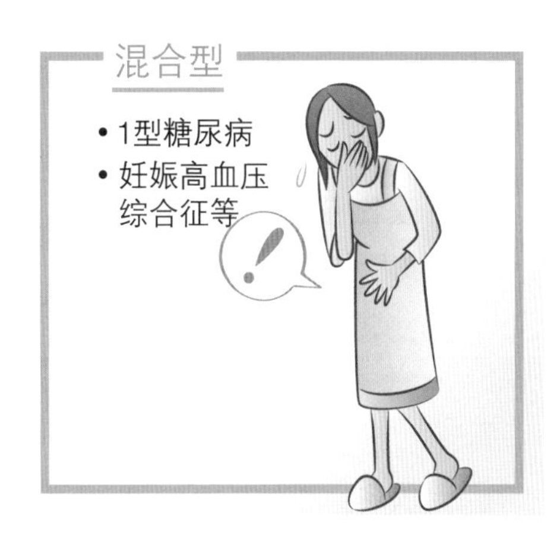

继发性高尿酸血症约占所有高尿酸血症的5%，发病率较低

引起尿酸值升高的药物

为了治疗其他疾病而服用的药物，也可能会诱发继发性高尿酸血症。那么，哪些药物会造成这样的结果呢？

使得尿酸排泄能力低下的代表性药物是利尿药*。其中呋塞米被当作治疗高血压、心力衰竭、肾衰竭的治疗药物，长期服用后，会导致尿酸值升高。除此之外，三氯甲基噻嗪、二嗪氯噻等噻嗪类利尿药也会导致尿酸排泄能力降低，从而引起尿酸值升高。

抗结核药吡嗪酰胺、乙胺丁醇，以及免疫抑制药环孢菌素和他克莫司等都会导致尿酸的排泄量减少。

使用少量（1~2g）或极少量（100mg）水杨酸会升高尿酸值，而使用大量（3g）水杨酸反而会降低尿酸值。

抗哮喘药茶碱和免疫抑制药咪唑立宾等可能会诱发尿酸生成过量型高尿酸血症。果糖也有增加尿酸的作用。

烟酸会诱发混合型高尿酸血症。烟酸除了被当作降血脂药和末梢循环改善剂使用外，也会用作营养辅助食品等，所以若需要长期或大量口服的话，一定要注意。

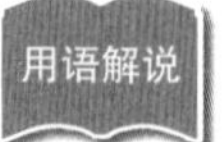

利尿药　促进尿液的生成、增加尿量的药物，是患心力衰竭及水肿等病症后，需要排泄体内的水分、降低血压时使用的药物。

引起继发性高尿酸血症的药物

为了治疗其他疾病而服用的药物可能会引起继发性高尿酸血症

高尿酸血症的类型	药物种类	代表药物
排泄能力低下型	利尿药	速尿灵
	噻嗪类利尿药	三氯甲基噻嗪、氢氯噻嗪
	抗结核药	吡嗪酰胺、乙胺丁醇
	免疫抑制药	环孢菌素、他克莫司
	其他	水杨酸等
混合型	其他	烟酸等
产生过量型	抗哮喘药	茶碱
	免疫抑制药	咪唑立宾
	抗肿瘤药 ※	顺铂、甲氨蝶呤、环磷酰胺
	其他	木糖醇、果糖等

注 ※抗肿瘤药本身不会导致尿酸值升高，癌细胞被大量破坏时释放的核酸会产生嘌呤，使尿酸值上升

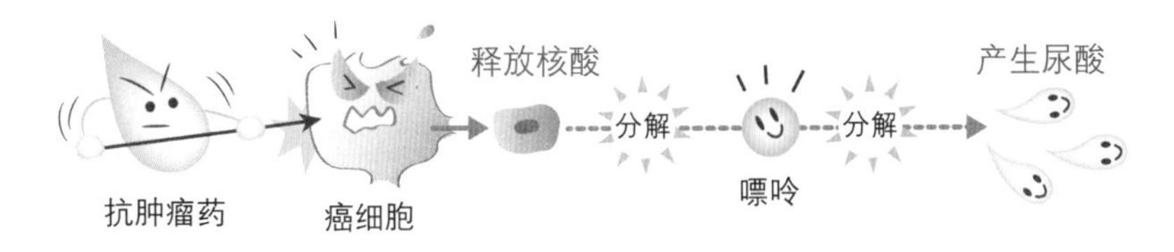

高尿酸血症的并发症

糖尿病

从现在开始，为大家介绍高尿酸血症容易出现的并发症。

高尿酸血症患者最容易出现的并发症之一就是糖尿病。糖尿病是身体内部控制血糖的胰岛素含量不足，无法正常发挥作用，导致血糖值异常变高的代谢性疾病。糖尿病可分为两型：体内几乎不生成胰岛素的1型糖尿病* 和胰岛素无法正常发挥作用的2型糖尿病，日本人所患的糖尿病几乎都是2型糖尿病。

在大多数情况下，2型糖尿病是在过量进食和运动不足等原因引起的内脏脂肪型肥胖的基础上发生的。

一方面，这与胰岛素抵抗有关。内脏脂肪型肥胖患者容易出现胰岛素抵抗。机体出现胰岛素抵抗时，即便分泌了胰岛素，进食后，血糖值也不会下降，持续高血糖的状态，称为糖耐量异常，此类人群属于糖尿病预备人群。

另一方面，机体出现了胰岛素抵抗后，即便正常分泌胰岛素，也没有效果，最终导致分泌过量。这种状态称为高胰岛素血症。血液中的胰岛素含量持续偏高，会导致胰岛素排泄能力降低，诱发高尿酸血症。事实上，高尿酸血症和糖尿病并发的概率并不高，但是，高尿酸血症患者往往会出现糖耐量异常的情况。也就是说，高尿酸血症会释放糖尿病的危险信号。

当尿酸值升高时，一定要注意自己的血糖值。

用语解说　1型糖尿病　胰腺中生成胰岛素的B细胞遭到破坏，体内胰岛素含量不足引起的疾病。这种疾病是由自身免疫引起的。

高尿酸血症的并发症①——糖尿病

多表现为胰岛素无法正常发挥作用的状态。高尿酸血症是患糖尿病的危险信号

◇ 糖尿病的诊断标准 ◇

只要符合以下的一个条件，就可以诊断为糖尿病

- ☐ ❶ 空腹血糖值
  126mg/dL（7.0mmol/L）以上
- ☐ ❷ 饮用75g葡萄糖，2h后的血糖值(口服葡萄糖耐量试验)
  200mg/dL（11.1mmol/L）以上
- ☐ ❸ 任意时间的血糖值
  200mg/dL（11.1mmol/L）以上
- ☐ ❹ HbA1c（糖化血红蛋白）
  6.5%以上

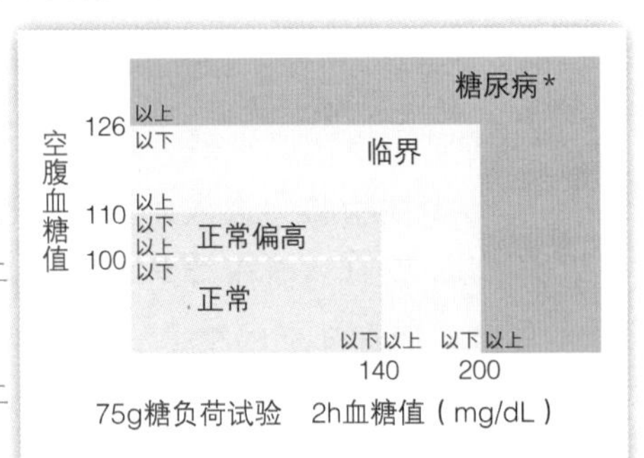

＊任意时间的血糖值超过200mg/dL以及HbA1c高于6.5%时，可诊断为糖尿病

◇ 糖尿病的三大并发症 ◇

如果持续高血糖的状态，就会损伤末梢血管，引起视网膜病、神经疾病、肾病等并发症

糖尿病性视网膜病

眼底的毛细血管受到损伤，眼底出血。随着病情恶化，视力减退，最终失明

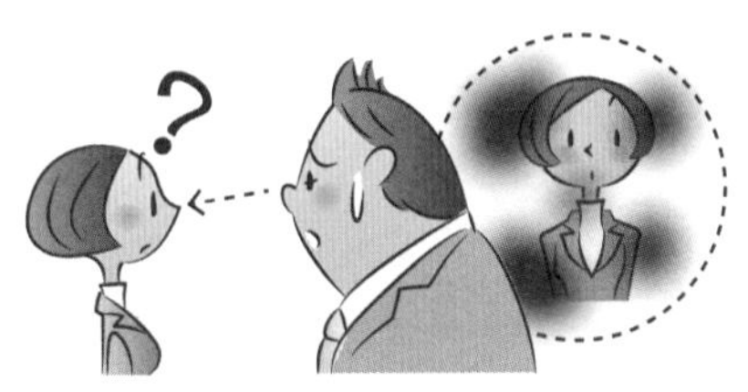

糖尿病性神经疾病

大多数情况下会出现手脚麻痹等麻痹感觉，严重的还可能出现坏疽，必须截肢

糖尿病性肾病

肾功能受到损害，尿液中出现蛋白质，身体水肿。随着病情的恶化，还会出现慢性肾衰竭，必须进行人工透析

高血压

高血压也是高尿酸血症容易出现的并发症之一。医学界早就指出高血压和高尿酸血症之间存在关系。有研究显示，高尿酸血症患者非常容易患高血压。高血压患者，因为某种原因控制血压的能力受到损害，持续出现慢性血压较高的状态。

患高血压后，血管壁会遭受更大的压力，所以容易损伤，随后胆固醇与中性脂肪会进入血管，使血管变厚变硬，这种状态称为动脉硬化。如果对高血压置之不理，就会慢慢恶化为动脉硬化，患危及生命的心肌梗死和脑卒中等疾病的风险也会增加。

高尿酸血症与高血压容易并发的原因有以下几点。

其一，引发两种疾病的共同原因为进食过量和运动不足等引发的内脏脂肪型肥胖。内脏脂肪型肥胖患者的胰岛素抵抗变高，容易患高胰岛素血症，血液中的胰岛素过量，肾脏排泄尿酸能力降低的同时，钠离子的排泄能力也会降低。体内尿酸过剩的话，就会得高尿酸血症，而当钠离子含量过剩时，为了保持体内钠含量的浓度，心脏输出的血液增加，诱发高血压。

其二，尿酸值变高后，尿酸在肾脏沉淀，影响肾功能。这样也会降低钠离子的排泄量。

其三，治疗高血压的药物中，含有使尿酸值上升作用的成分，因此，如果高血压和高尿酸血症并发，在治疗高血压时，需要注意服用的药物。

高尿酸血症的并发症②——高血压

高尿酸血症和高血压容易同时发生，原因在于两者都是由内脏脂肪型肥胖引起的

◇ 高血压的诊断标准 ◇

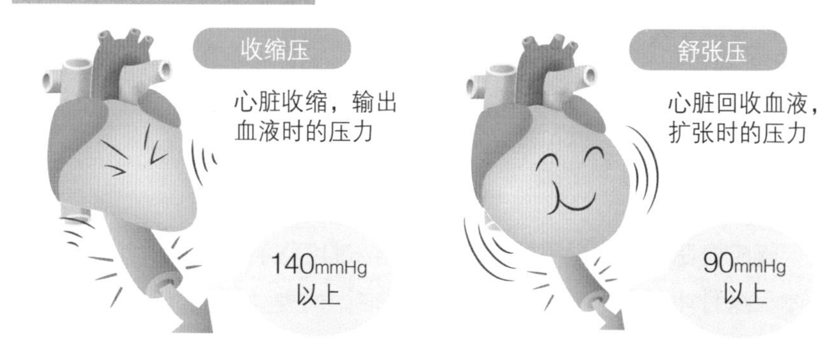

◇ 高尿酸血症和高血压容易并发的原因 ◇

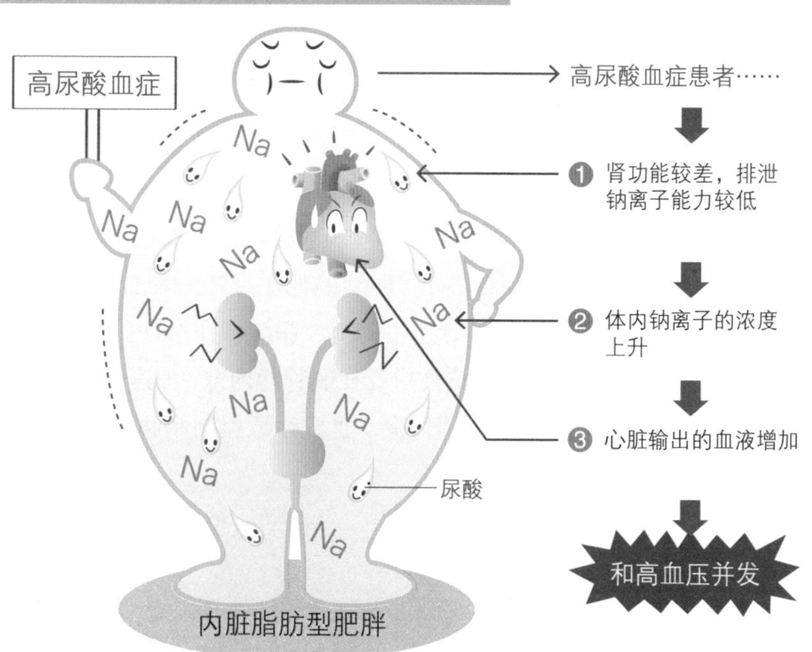

血脂异常

通常情况下，血液中会保持一定含量的脂肪。但是，如果无法很好地处理体内的脂肪，从食物中获取过量的脂肪，血液中脂肪的含量就会过高或者过低，这种疾病称为血脂异常。分为中性脂肪过多的高中性脂肪血症，低密度脂蛋白（LDL）胆固醇过多的高 LDL 胆固醇血症，以及高密度脂蛋白（HDL）胆固醇过少的低 HDL 胆固醇血症等类型。

造成血脂异常的原因是过量饮食、过度饮酒、运动不足等生活习惯和这种生活习惯引发的肥胖。其中，偏爱动物脂肪及胆固醇含量高的食物、脂肪、糖分含量高的高热量食物的人，最容易患血脂异常。

看完这些条件，相信你已经注意到了，血脂异常的原因和容易诱发高尿酸血症的条件重合。所以说，患高血尿酸血症的患者非常容易患上血脂异常。

在血脂异常中，容易与高尿酸血症并发的是高中性脂肪血症。反之，患高中性脂肪血症的人，也非常容易患高尿酸血症。原因在于，与糖尿病、高血压一样，血脂异常也会出现胰岛素抵抗。由内脏脂肪型肥胖引起的胰岛素抵抗会妨碍糖分的代谢，之后糖分合成新的嘌呤，在增加尿酸的同时，糖分产生的中性脂肪也在增加。

患血脂异常后，过量的脂肪会附着在血管的内壁，加速动脉硬化。为了降低患心肌梗死和脑卒中的风险，也要注意控制脂肪。

高尿酸血症的并发症③——血脂异常

从食物中摄取过量的脂肪后，血液中的脂肪含量异常变高的状态即为血脂异常

◇ 血脂异常的诊断标准 ◇

只要符合以下的一项条件，就可以诊断为血脂异常

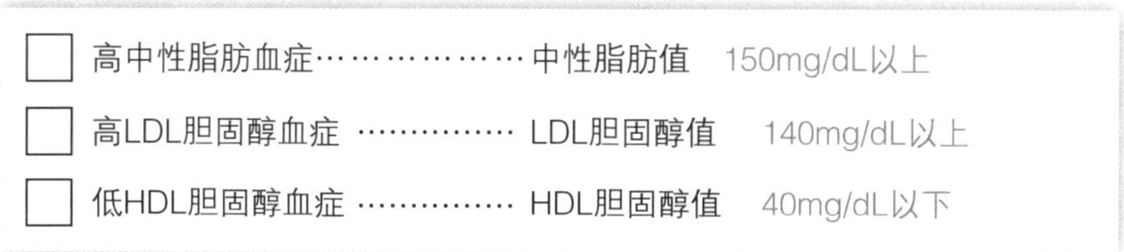

□	高中性脂肪血症	中性脂肪值	150mg/dL以上
□	高LDL胆固醇血症	LDL胆固醇值	140mg/dL以上
□	低HDL胆固醇血症	HDL胆固醇值	40mg/dL以下

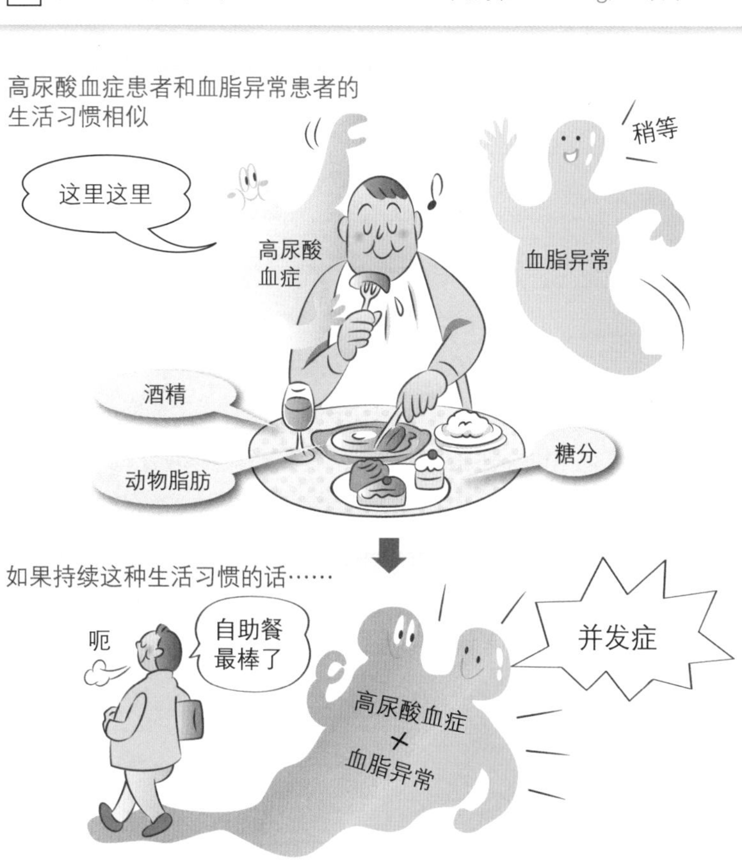

动脉硬化：心脑血管疾病

动脉是负责将心脏输出的血液运输至全身的血管。从心脏开始首先分为大动脉，随后不断发出分支，血管也越来越细，血管末端是比发丝还细的动脉。动脉壁变厚变硬，血管内壁变窄，血液流通困难的状态称为动脉硬化。

随着动脉硬化不断恶化，非常容易诱发脑梗死等脑血管疾病，以及心绞痛、心肌梗死等心血管疾病。不论哪种疾病，都有可能导致猝死。

过去，高尿酸血症和痛风死亡患者中占较大比例的是由肾衰竭引发的尿毒症。但是因为药物疗法的发展，最近肾衰竭患者减少，取而代之的是动脉硬化引发的心脑血管疾病患者不断增加。

虽然动脉硬化是衰老现象的其中之一，但动脉硬化程度因人而异。能够造成差异的就是肥胖、高血压、糖尿病、血脂异常、吸烟、压力等危险因素。

作为一种代谢综合征，内脏脂肪型肥胖和高血压、糖尿病、血脂异常同时发病的话，会导致动脉硬化不断恶化。

前面也提到过，由内脏脂肪型肥胖诱发的代谢综合征会导致高尿酸血症不断恶化。另外，如果不断持续尿酸值较高的状态，尿酸会在血管中引起炎症，使动脉硬化恶化。

为了避免出现猝死，在认真控制尿酸的同时，也要改变身体肥胖和不良的生活习惯，尽量避免发生各种并发症。

高尿酸血症的并发症④——动脉硬化

输送全身血液的动脉中堆积大量的胆固醇和中性脂肪，导致血管腔变窄的状态称为动脉硬化

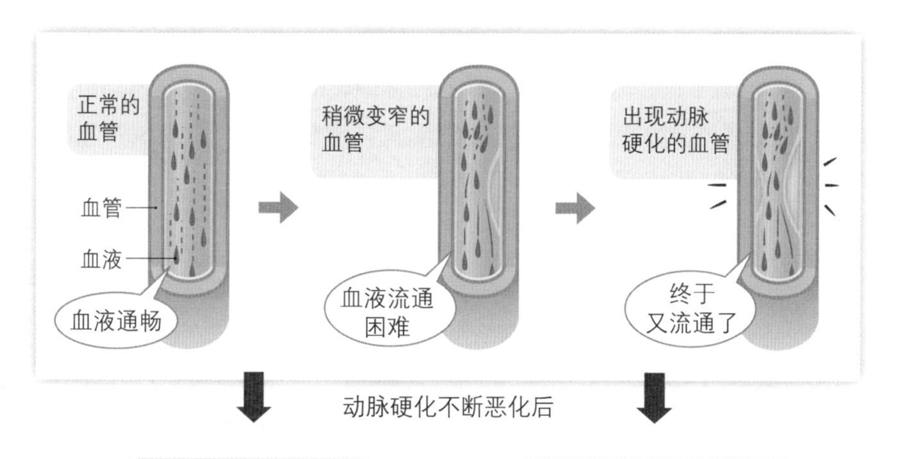

动脉硬化不断恶化后

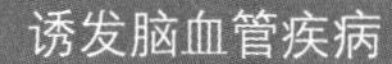

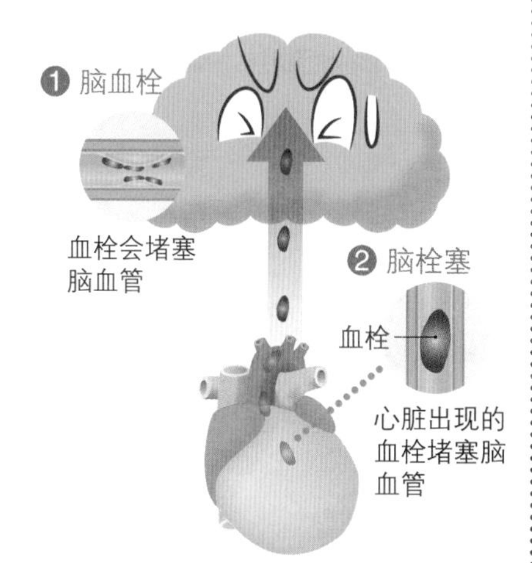

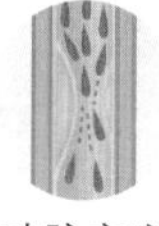

诱发心血管疾病

缺血性心脏病

❶ 心绞痛

冠动脉变窄，心肌营养不足

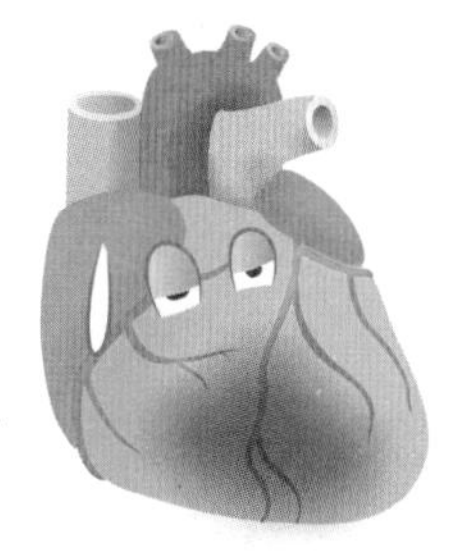

❷ 心肌梗死

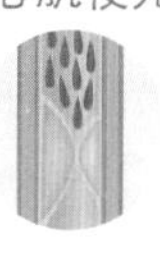

冠状动脉完全堵塞，无法向心肌提供营养，导致心肌坏死

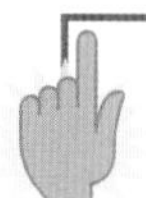

如果持续处于尿酸值较高的状态，尿酸会导致血管内部出现炎症，加速动脉硬化

肾功能障碍①：痛风性肾病

在高尿酸血症的并发症中，也有因为过量尿酸直接引发的疾病。

正常情况下，体内的尿酸聚集在肾内，和尿液一起排出体外。因此患高尿酸血症后，尿酸的排泄量就会增加，给肾脏造成严重的负担，诱发肾脏疾病。

肾功能障碍是与高尿酸血症和痛风关系最为密切的并发症。肾脏发挥着过滤血液、生成尿液、将废弃物质和有害物质排出体外的重要作用，另外还可以调节尿液的含量、浓度，保持体内一定含量的水分和盐分，调节血压。

体内的尿酸被血液运输至肾脏，首先会被肾小球毛细血管滤过，这个过程形成的尿液称为原尿，原尿中还包含有可以利用的营养物质。随后，原尿会进入肾小管，这时原尿中能够被利用的营养物质和部分尿酸会被重吸收。之后，在反复吸收的过程中，调节尿液的浓度，经过尿道排出体外。

患高尿酸血症后，运输至肾脏的尿酸增多，尿液中的尿酸浓度变高。尿酸难溶于水，无法溶于尿液的尿酸会与钠离子形成结晶。长时间持续尿酸较高的状态，尿酸和钠离子的结晶就会沉淀在肾内，引起炎症及肾功能不全。这种状态称为痛风性肾病。患痛风性肾病后，肾功能出现障碍，导致尿酸排泄能力越来越低，进而导致肾功能不全，陷入恶性循环。

肾脏的运行和痛风性肾病

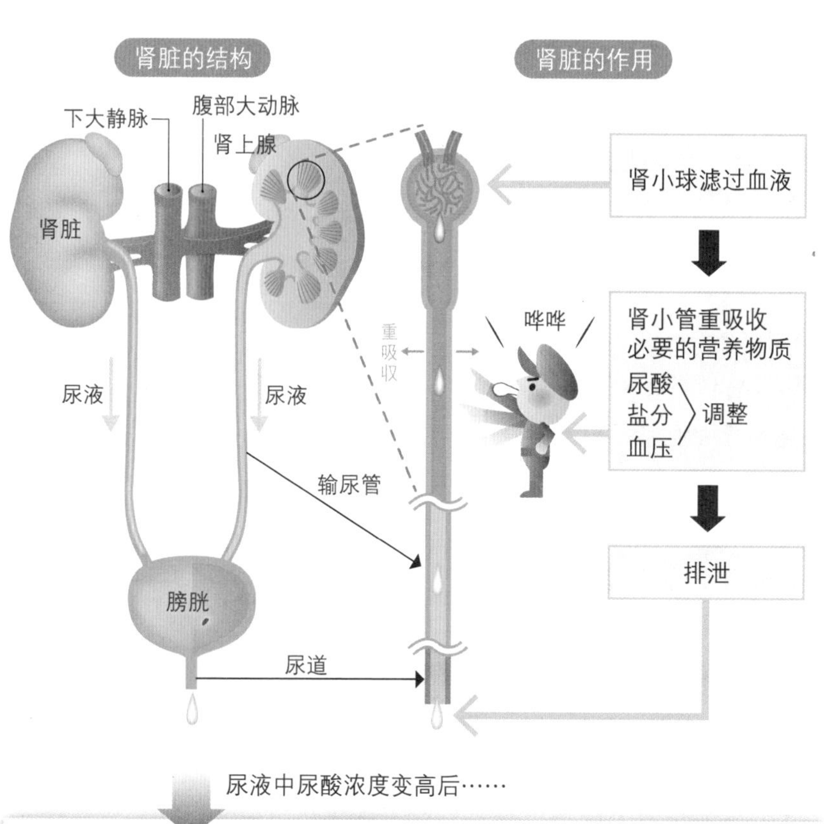

尿液中尿酸浓度变高后……

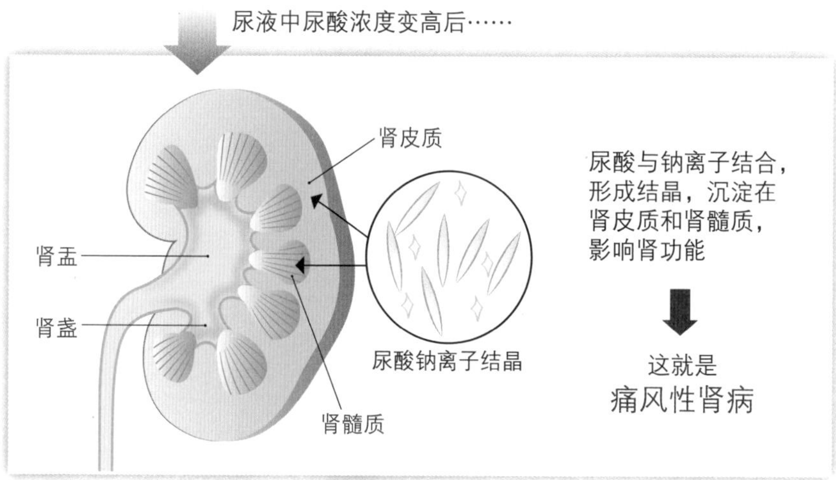

肾功能障碍②：慢性肾脏病、慢性肾功能不全

如果不理会高尿酸血症和痛风性肾病的话，肾功能会降低到正常人的60%左右，这种状态称为慢性肾脏病。慢性肾脏病并不是一种疾病的名称，根据尿液及血液检查，肾功能低下或出现三个月以上蛋白尿时，就会被诊断为慢性肾脏病。因此，不仅仅是高尿酸血症和痛风性肾病，所有各种原因引起的肾脏缓慢进展的疾病都会成为慢性肾脏病的原因。例如，糖尿病引起的糖尿病性肾病，高血压引起的肾细血管动脉硬化，肾脏变硬、萎缩引起的肾硬化等，也是导致慢性肾脏病恶化的原因。

肾脏是一种耐力较强的器官，到肾功能极度低下前，一般不会出现能自我感觉到的症状。但是，如果置之不理的话，肾功能就会慢慢恶化，最终演变为慢性肾功能不全。患肾功能不全后，体内的代谢废物无法排泄，有害物质积聚在体内，引发尿毒症。

过去，有不少患者死于痛风性肾病引发的尿毒症。现在，通过控制尿酸值，由痛风性肾病导致的尿毒症而死亡的患者几乎不存在了。但是，千万不能掉以轻心！对于痛风和高尿酸血症患者来说，即便不患痛风性肾病，也会有很多患者患慢性肾脏病。

患慢性肾功能不全后，不健全的肾功能无法恢复到原来的状态，必须进行人工透析*。

另外，慢性肾脏病与生活方式疾病和代谢综合征有密切的关系，随着病情的发展，动脉硬化会不断恶化，心脑血管疾病也会被诱发。

虽然前面已经提到，但是为了防止出现这样的状况，在治疗高尿酸血症的同时，也要改善肥胖和生活习惯，努力预防各种生活方式疾病。

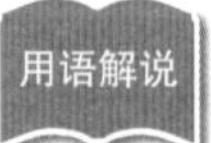

人工透析　人工过滤血液的治疗方法。将血液移出体外，通过透析回路，将血液中的废弃物质过滤后，把干净的血液再次输入体内。

慢性肾脏病的进展

◇ 慢性肾脏病的诊断标准 ◇

主要满足以下一项或两项同时出现3个月以上时，
就可以诊断为慢性肾脏病

- [ ] 蛋白尿 ······························阳性
- [ ] 推测肾小球的滤过量 ···········60mL/(min · 1.73m^2)

◇ 肾功能的程度分类 ◇

程度	推算GFR值 [mL/(min · 1.73m^2)]	肾功能的程度	症状	治疗方法	
程度1	≥90		• 几乎无自觉症状 • 蛋白尿、血尿	改善生活方式·饮食疗法·药物治疗	
程度2	60～89				
程度3a	45～59		• 夜间尿频 • 血压升高 • 贫血		
程度3b	30～44				
程度4	15～29		• 疲劳感、倦怠感 • 水肿		准备透析、肾移植等
程度5	< 15		• 食欲低下 • 呕吐 • 呼吸困难 • 尿量减少		

尿路结石

尿路结石也是因为尿酸过多直接引起的并发症之一。肾小球滤过的尿液被肾小管重吸收后，经过肾盏、肾盂、输尿管储存在膀胱内，最后通过尿道排出体外。这一系列的通路称为尿路，尿路出现的结石称为尿路结石。

尿路结石多形成于肾脏，10mm 以下的结石会通过输尿管进入膀胱和尿道。随后根据结石出现的部位，名称有所不同，如肾结石、肾盂结石、肾小管结石、膀胱结石、尿道结石等。

肾脏出现结石时，一般不会出现能够感觉到的症状。但是结石会随着尿液进入尿路，并堵塞尿路，此时会出现无法忍受的剧烈疼痛。另外，结石的移动会损伤尿路，出现血尿。

结石的主要成分有草酸钙、磷酸钙、磷酸一铵、尿酸等。高尿酸血症和痛风患者会出现尿酸结石，另外，也会经常出现草酸钙结石。

尿液中的尿酸浓度变高后，尿酸与钠离子结合，形成结晶。草酸钙结晶也会附着在尿酸结晶周围。

另外，患高尿酸血症和代谢综合征的患者，尿液中的 pH 值偏酸性，原本就难溶于水的尿酸变得更难溶解，非常容易形成结石。因此，尿酸值高的人容易发生结石。

第 3 章将详细介绍尿酸钠结晶引发的痛风发作。

容易产生结石的部位

尿酸值升高后，尿液呈偏酸性，因此尿酸更难溶解，容易产生结石

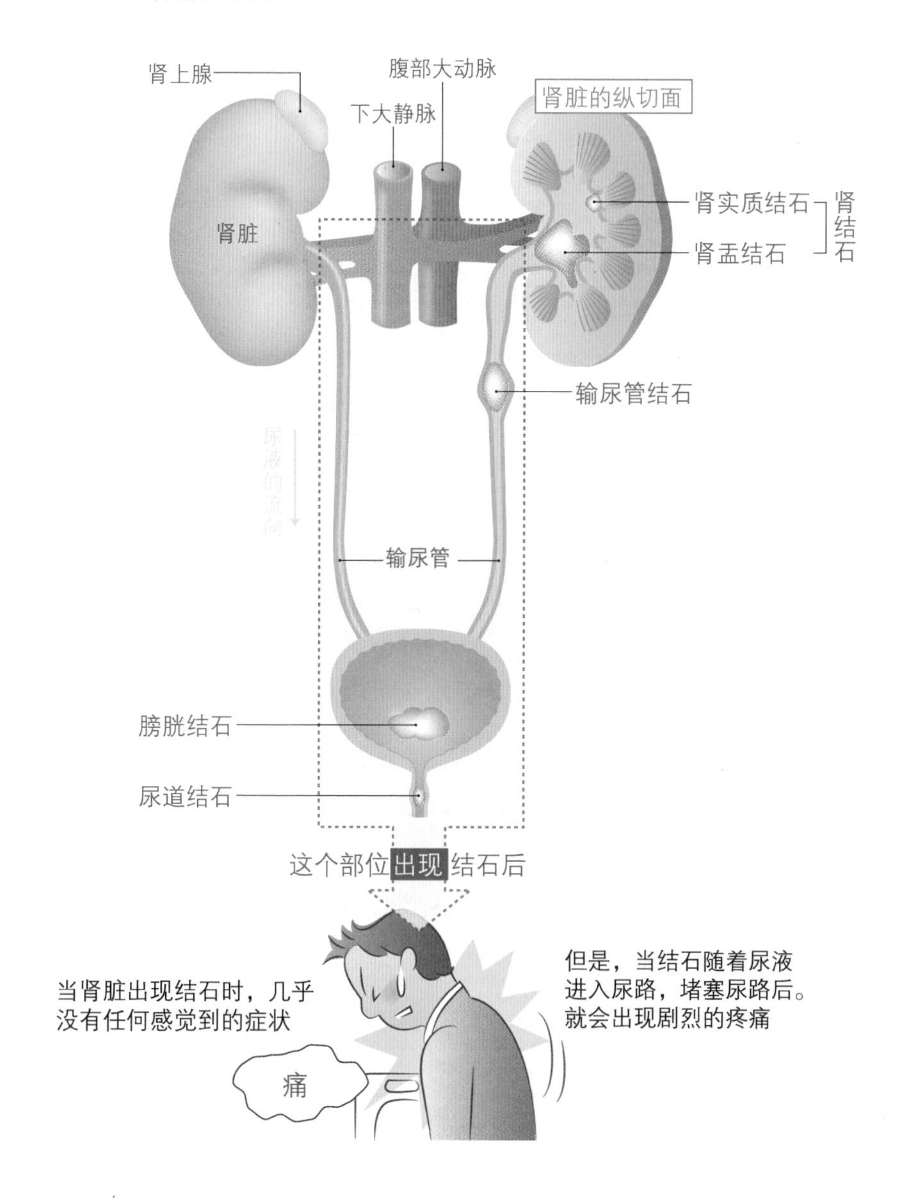

低尿酸血症

尿酸值过高会给身体造成各种伤害。而且，每当提到尿酸时，总会冠以代谢废物的说法。那么，尿酸真的是我们体内完全不需要的物质吗?

事实上，总是给人造成较坏印象的尿酸，也会对身体产生一些有益的作用，这就是抗氧化作用。

所谓抗氧化作用，就是将加速衰老、诱发癌症等的活性氧无害化。健康的人体内通常储存着一定量的尿酸，这有着非常重要的意义。尿酸过多或过少都不行。

尿酸值过高即为高尿酸血症，而尿酸值过低则会被诊断为低尿酸血症。低尿酸血症的诊断标准为，血尿酸值低于2.0mg/dL。高尿酸血症患者主要为男性，而低尿酸血症患者则主要为尿酸含量过低的女性。在低尿酸血症中，虽然有生成尿酸的酶先天不足这种特殊案例，但是大部分患者患的都是尿酸排泄过量的肾性低尿酸血症。

运输至肾脏的尿酸，被肾小球滤过后，会被肾小管重吸收。但是对于肾性低尿酸血症患者来说，尿酸无法被完全吸收，大量的尿酸随着尿液一起排出体外。肾性低尿酸血症患者尿液的尿酸浓度极高，尿酸极易结晶，引起尿路结石。另外，运动后，容易引发急性心力衰竭，一定要注意。

第3章

突然被剧烈的疼痛侵袭！痛风的真面目

某天，突然被痛风剧烈的疼痛侵袭，但是痛风不仅仅是剧烈的疼痛，出现剧烈的疼痛表明积聚在体内的尿酸正在侵蚀全身。一定要正确接收痛风这个危险的信号。

痛风是一种怎样的疾病

如果对高尿酸值置之不理的话

痛风发作时会表现为，某日脚部的蹈趾等关节处突然出现肿胀及剧烈疼痛。但是，即便是“某日突然”出现的病症，对所有患者来说，并不是无故出现的症状。在痛风发作之前，患者一定会存在高尿酸血症，如果对高尿酸值置之不理的话，就可能会演变为痛风，出现剧烈疼痛。

那么，高尿酸血症会经过怎么样的发展阶段，最终演变为痛风呢？

血液中的尿酸值高于 7.0mg/dL 时，就会被诊断为高尿酸血症。只不过，如果仅仅是尿酸值超过 7.0mg/dL，患者一般不会出现任何症状。但是，如果机体一直处于高尿酸状态，尿酸就会出现结晶，沉淀在关节及尿路等部位。

没有症状的这段时期称为无症状性高尿酸血症期。在无症状性高尿酸血症期内，如果没有进行适当的治疗，之后某日，在关节处沉淀的尿酸结晶就会突然引发炎症，出现剧烈的疼痛，这就是痛风发作。痛风只要发作一次，病情就会进入下一阶段，即急性痛风。

痛风只要发作一次就不会结束，如果一直保持高尿酸值状态，痛风一定会再次发作。在这个阶段，无症状期和痛风发作期反复出现。

即便这样，也不进行任何治疗，放任痛风发展，就会出现慢性症状，进入慢性痛风结节期。在这个时期内，痛风频发，病情还未治愈就会再次发作。另外，尿酸结晶如果沉淀在关节周围，会出现痛风结节。

从高尿酸血症演变为痛风

高尿酸血症经过以下阶段演变为痛风

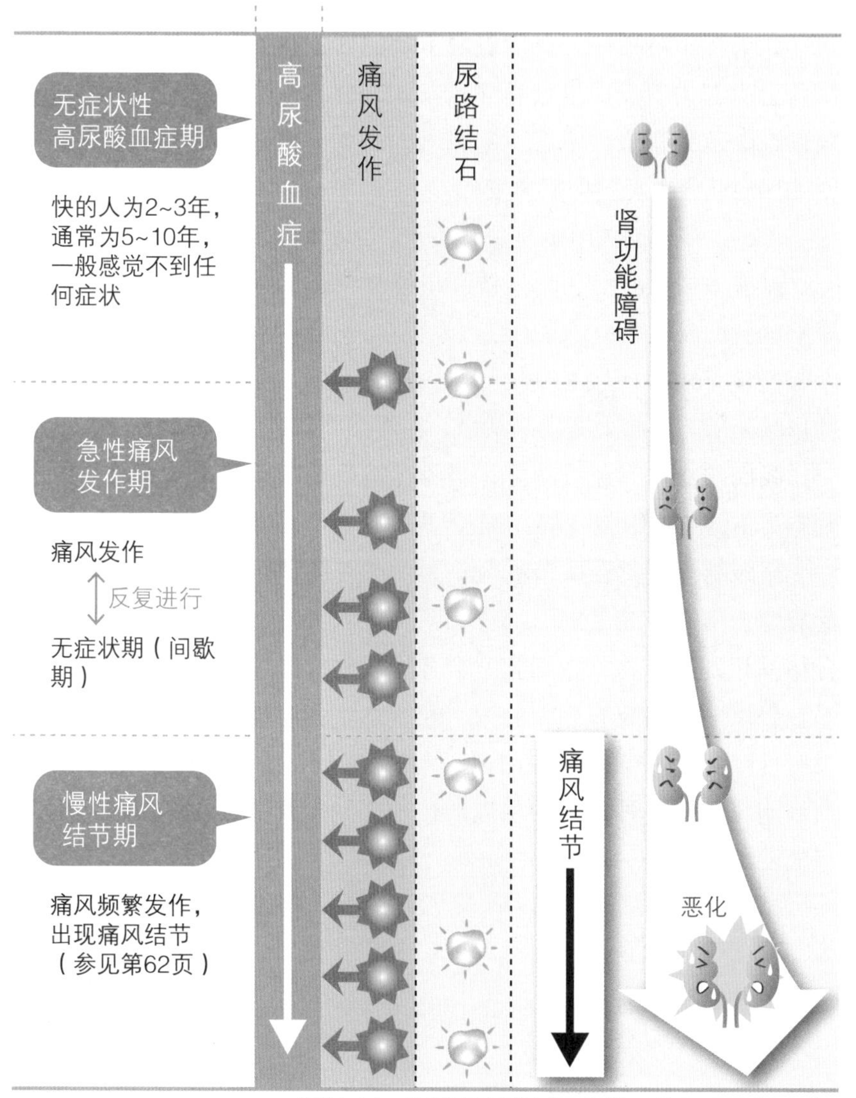

※根据山中寿：给想降低尿酸值的你·保健同人社，2008，第27页整理

白细胞与尿酸结晶的“战斗”是痛风发作的原因

如果常年对高尿酸血症置之不理的话，在关节处沉淀的尿酸结晶就会引起关节炎，这就是痛风发作的原因。也就是说，尿酸结晶仅仅在关节处积聚，不会引起剧烈的疼痛，但是伴随炎症出现时，剧烈疼痛就会出现，即痛风发作。

那么，痛风的关节炎是怎样引起呢？我们来详细了解一下。

血液中的尿酸值长时间持续超过 7.0mg/dL 后，无法溶于血液的尿酸就会形成尿酸钠结晶，慢慢聚集在关节、肾脏等组织、器官处。在显微镜下观察，尿酸钠结晶呈白色，闪闪发光；顶端尖锐，与针叶形状相似。看起来漂亮的结晶，在人体内却是一种异物。

我们的身体有免疫功能，当身体遭受细菌和病毒入侵时，以白细胞为主的免疫细胞*就会攻击这些入侵异物，将其排出。

尿酸结晶停留在关节处时，无法被身体识别为异物，也不会引起炎症。然而当结晶的一部分剥落并进入关节液时，身体会把这部分结晶识别为异物，白细胞就会开始攻击。白细胞为了排出尿酸结晶，将尿酸结晶吸收到细胞内，通过酶将其溶解。但是，人体原本没有可以溶解尿酸的酶。白细胞无法排出尿酸，只能自然消亡。这时，白细胞释放出各种各样的生理活性物质，导致激烈的疼痛和肿胀，患处发红。

用语解说

免疫细胞　体内承担免疫功能的细胞，特指血液中的白细胞，包括巨噬细胞、T 细胞、B 细胞、NK 细胞、中性粒细胞、嗜酸性粒细胞等。

痛风是这样发作的

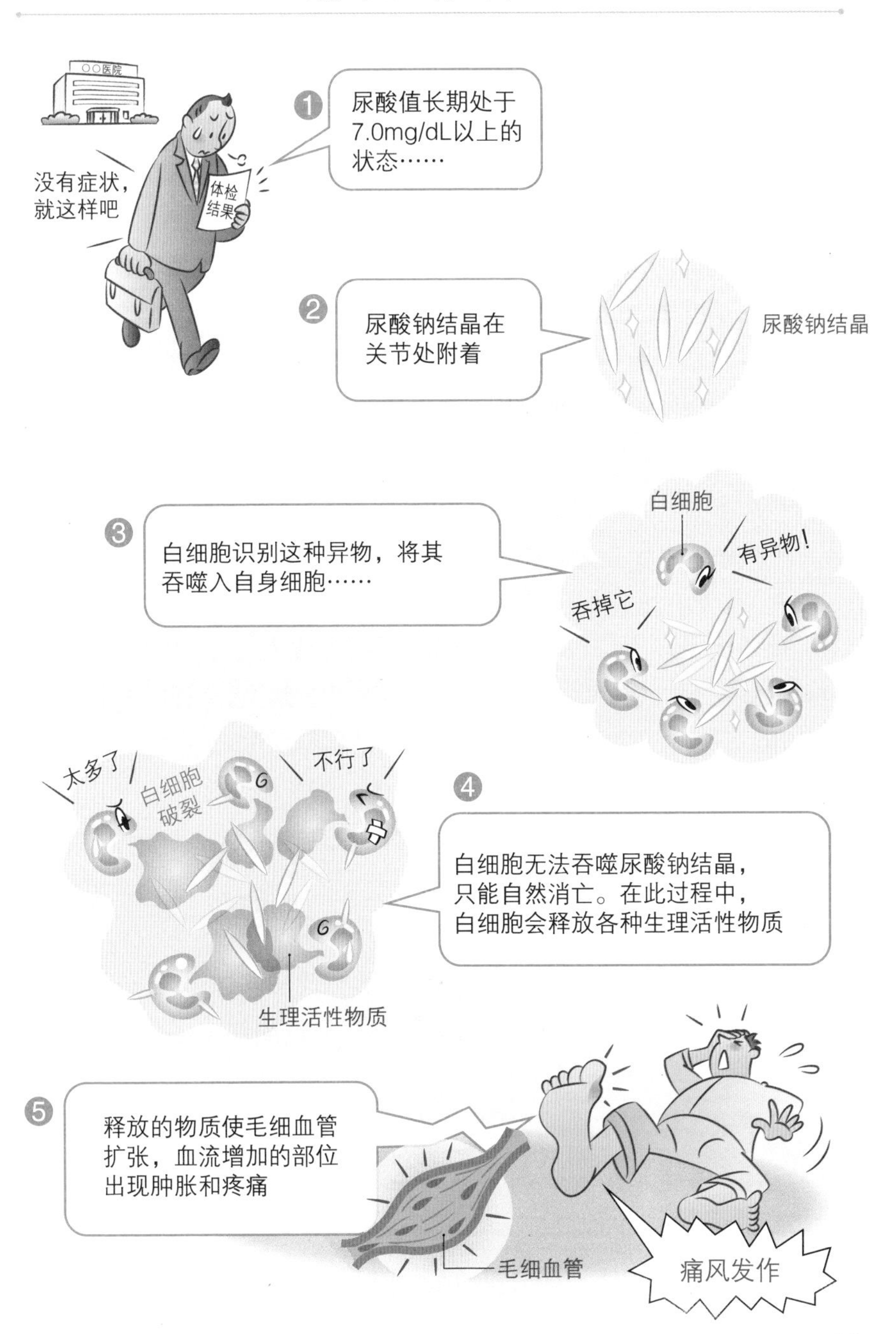
○○医院
没有症状，
就这样吧
体检
结果
❶ 尿酸值长期处于7.0mg/dL以上的状态……
❷ 尿酸钠结晶在关节处附着
尿酸钠结晶
❸ 白细胞识别这种异物，将其吞噬入自身细胞……
白细胞
有异物！
吞掉它
太多了
白细胞
破裂
不行了
❹ 白细胞无法吞噬尿酸钠结晶，只能自然消亡。在此过程中，白细胞会释放各种生理活性物质
生理活性物质
❺ 释放的物质使毛细血管扩张，血流增加的部位出现肿胀和疼痛
毛细血管
痛风发作

痛风发作的部位

持续高尿酸值的状态后，虽然尿酸结晶可能沉淀在身体的每一个部位，但是最容易沉积尿酸的部位就是关节。

在所有的关节中，痛风最容易发作的部位是踇趾根部，很多患者（约占所有患者的70%）首次发作都会在这个部位。

为什么痛风易在踇趾发作呢？具体的原因尚不清楚。但是，踇趾容易沉淀尿酸结晶，那是因为有以下特征。

- 温度较低
- 酸性较强
- 经常运动
- 容易负担较大的压力

能够满足以上条件的就是关节，离心脏最远、温度最低的部位就是踇趾。另外，踇趾根部承担着步行、支撑体重、保持身体平衡等作用，承受较大的负担，所以是痛风最容易发作的部位。

除了踇趾以外，痛风也可能在身体的其他关节发作。发作部位较多的是其他脚趾的根部、脚跟、脚踝、跟腱周围、膝盖等，集中在膝盖下部的关节处（约占整体的90%）。手指、手腕、肩部等上肢关节处发病概率较小。

容易沉积尿酸结晶的部位，会产生结节状的尿酸结晶硬块，称为痛风结节。除了关节以外，耳垂等体温较低的部位也会出现痛风结节。

接下来，将为大家介绍痛风发作的契机。

痛风容易在这些部位发作

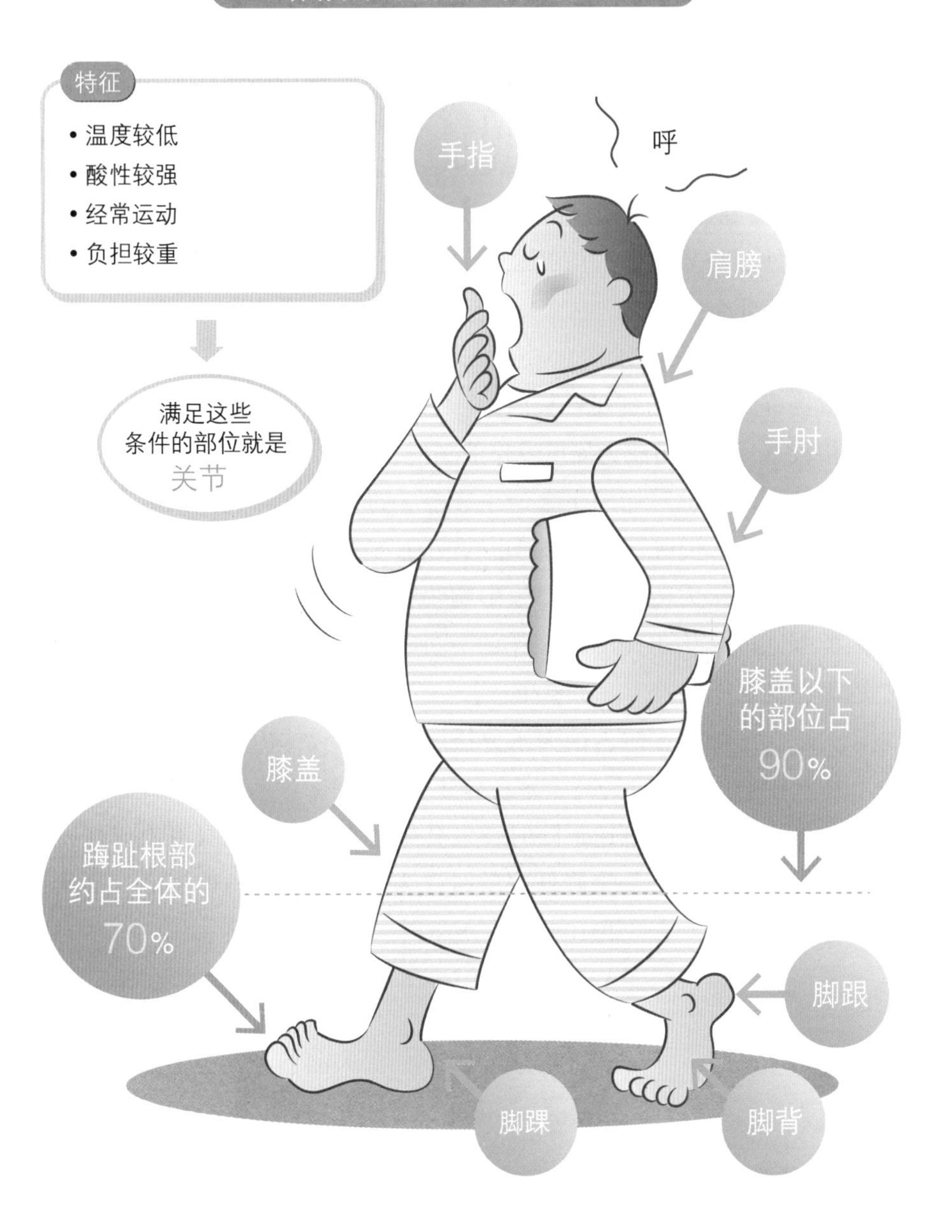

痛风容易发作的情景

痛风什么时候容易发作呢？虽然痛风经常突然发作，但是存在容易发作条件重合的时间带。在一天中，最容易发作的时间为深夜到凌晨之间。原因在于，人在睡眠中，副交感神经的作用占主导地位，血压下降，血液流动变慢，且体温下降。

另外，与导致尿酸值升高的原因相关，容易导致痛风发作的原因有以下几个。

首先，就是运动。进行剧烈的运动后，尿酸值会急速上升，容易成为痛风发作的契机。长时间步行后、扭伤后、穿新鞋时，关节负担较重，也容易成为痛风发作的契机。

其次，饮食对痛风也会产生影响。过量进食，过量饮酒，过量摄取含嘌呤、蛋白质的食物，也会成为诱发痛风的原因。

那么，压力会对痛风产生影响吗？压力与尿酸值的升高有关，因此强大的压力也是痛风发作的契机。因为持续加班，人际关系问题而感受到压力时，一定要注意。

夏天出汗较多时，因为水分摄取不足导致体内极度缺水，血液和尿液中的尿酸浓度升高，容易导致痛风发作。

另外，尿酸值急速下降时，也会导致痛风发作。服用治疗高尿酸血症和痛风的药物来降低尿酸时，为了防止尿酸急速下降，要从少量开始服用（参见第 108 页）。

容易导致痛风发作的场景

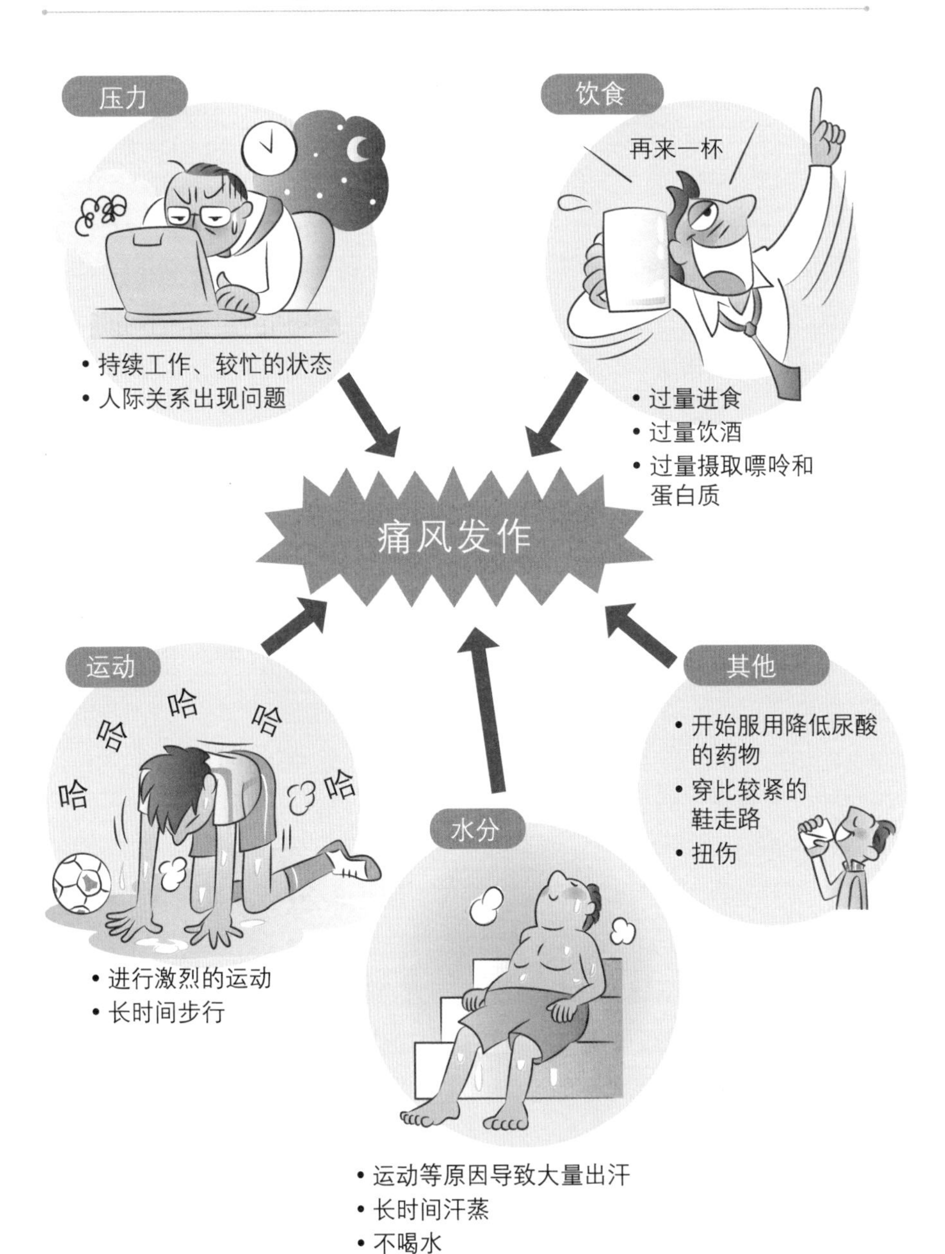

痛风的症状

没有前兆突然出现剧烈的疼痛

踇趾好像被钳子夹了一样痛、好像伤口被撕裂了一样的疼痛，这都是痛风发作出现剧烈疼痛时，患者用来描述疼痛的用语。这也是痛风这个名称的由来，“仅仅风吹过，也非常痛”，也许并不是一句夸张的话。

那么，痛风发作时的剧烈疼痛，怎样开始？又会持续多长时间呢？我们以半夜病发为例，来看一下病发的具体过程。

痛风首次发作的时候，通常没有任何前兆，突然发作。因此，晚上入睡时，没有任何感觉。之后，到了凌晨2：00时，踇趾会感到异样，从睡梦中醒来。疼痛不断增强，脚部仅仅碰到被子，都会引发无法忍受的疼痛。

当然，无法入睡，即便到了早上，疼痛也不会减轻。而且，踇趾变红、变肿，出现发热的现象。因为脚部变肿，所以无法穿鞋，疼痛难忍，无法行走。

在大多数情况下，痛风开始发作后的24h会迎来疼痛的峰值，并且持续2~3d。之后，疼痛和肿胀都会慢慢缓解。

之后1周，剧烈的疼痛慢慢演变为隐隐作痛，2周后，疼痛会神奇地消失。这是因为，攻击尿酸的白细胞慢慢不再发挥作用。但是，疼痛消失并不代表痛风被治愈。

痛风发作出现的剧烈疼痛，总是突然出现

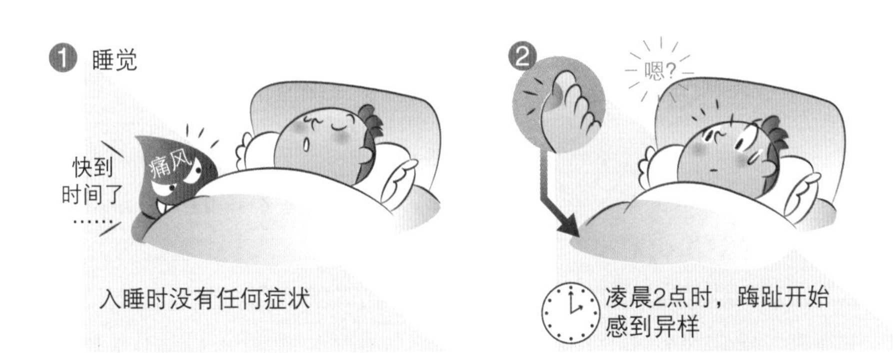

❸ 违和感慢慢演变为疼痛，并且逐渐变强，直到无法忍受

好痛！

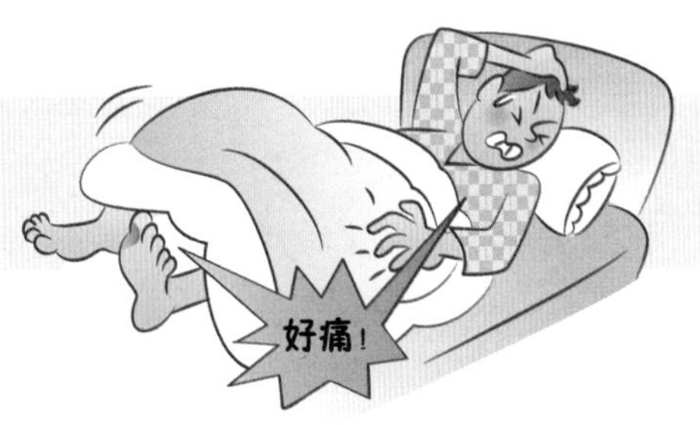

❹ 即便到了早上，疼痛也不会减轻

踇趾变红、变肿，且发热

❺ 剧痛导致无法行走，肿胀导致无法穿鞋

❻ 之后，疼痛会持续2~3d，1周内剧痛变为隐隐作痛，2周内疼痛消失

好像闹着玩一样
痛风
哈哈哈，
太掉以轻心了

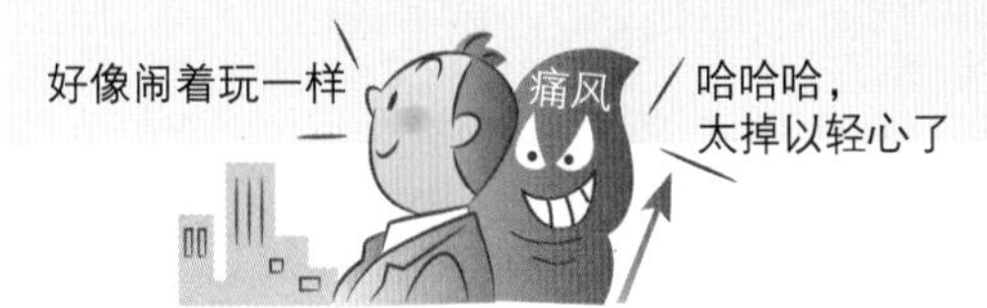

69页继续

即使疼痛消失，痛风也会再次发作

痛风发作产生的疼痛和违和感消失后，很多人不会去医院就医，放松警惕。但是，如果对尿酸值过高的状态置之不理的话，最终会第二次、第三次病发。

在痛风疼痛缓解的过程中，病情也在不断恶化。从首次痛风发作到第二次痛风发作，快则几个月，慢则几年，大部分人为 1~2 年。第二次痛风发作时，可能和首次发作时的踇趾相同，也可能会在另外一只脚的踇趾发作。在痛风反复发作的过程中，尿酸结晶在身体各个关节处沉积。

随后，痛风发作的间隔慢慢缩短。进入慢性痛风结节期后，一次发作的疼痛还没有缓解，就会再次发作，最终进入总是发病的状态。

另外，进入慢性痛风结节期后，体内过量的尿酸在身体各处的皮下组织沉淀，这就是前面提到过的痛风结节。痛风结节会以结节状出现在耳垂、脚背、手背、脚踝、脚跟等部位，结节的大小从几毫米到几厘米不等。

痛风结节不会出现痛风发作那样的关节炎，也没有任何疼痛。手指处的结节过大的话，手指就会变得无法伸直和弯曲，白色的尿酸结晶会破皮而出。

痛风结节也表明痛风的病情变重。经过治疗，尿酸值下降，结节也会慢慢减小，直至消失。在疾病严重前，一定要注意控制自己的尿酸值。

即便疼痛消失，痛风也在悄悄恶化

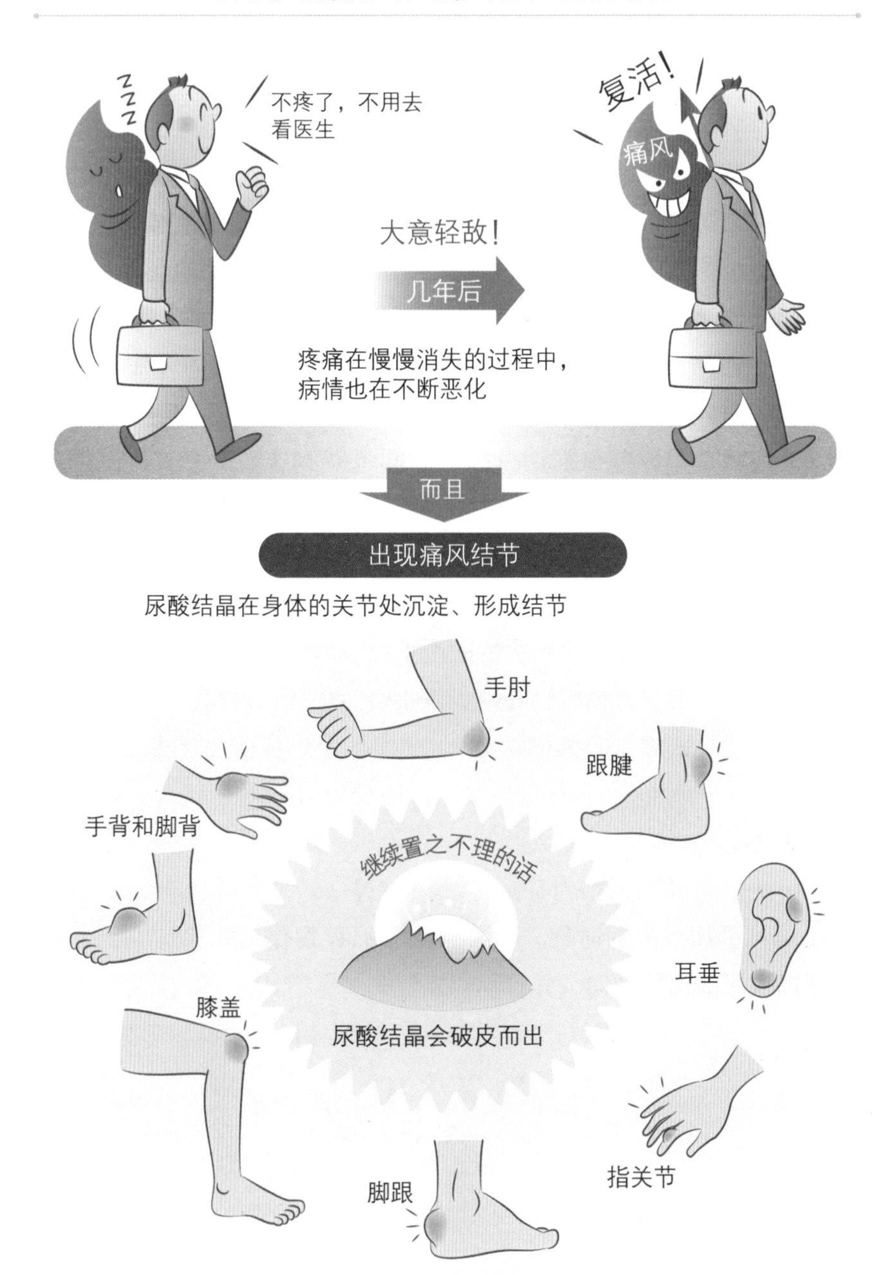

无症状性高尿酸血症

高尿酸血症只要引起一次痛风发作，就会进入急性高尿酸血症期；痛风反复发作，当出现痛风结节时，就会进入慢性痛风结节期。在这两个时期之前，一定要注意无症状性高尿酸血症期。

即便持续维持高尿酸值的状态，也不会出现疼痛症状的状况称为无症状性高尿酸血症，在痛风首次发作前的时期称为无症状性高尿酸血症期。

无症状性高尿酸血症期持续的时间虽然和尿酸值有关，但存在个人差异。其中，有些患者存在尿酸值高的时间超过了 10 年，但是痛风一次都没有发作。这些患者真的十分幸运吗？

当出现了痛风发作和痛风结节的特殊症状时，即便缺乏痛风的相关知识，患者也能意识到病情的严重性，出现治疗的意愿。但是，如果没有任何症状，掉以轻心，也许不会意识到尿酸值正在上升。

如果把高尿酸值的状态放置几年的话，最终会诱发肾功能障碍、心脑血管疾病等危及生命的并发症。即便没有任何症状，患并发症的概率也很高。

患无症状性高尿酸血症后，如果错过适当的治疗机会，就会进入比痛风更加危险的时期。不要局限于痛风发作的症状，一定要正确把握血尿酸值的动向，并且加以控制。

没有症状就不治疗是非常错误的行为

痛风发作和痛风结节等症状出现前的时期称为无症状性高尿酸血症期

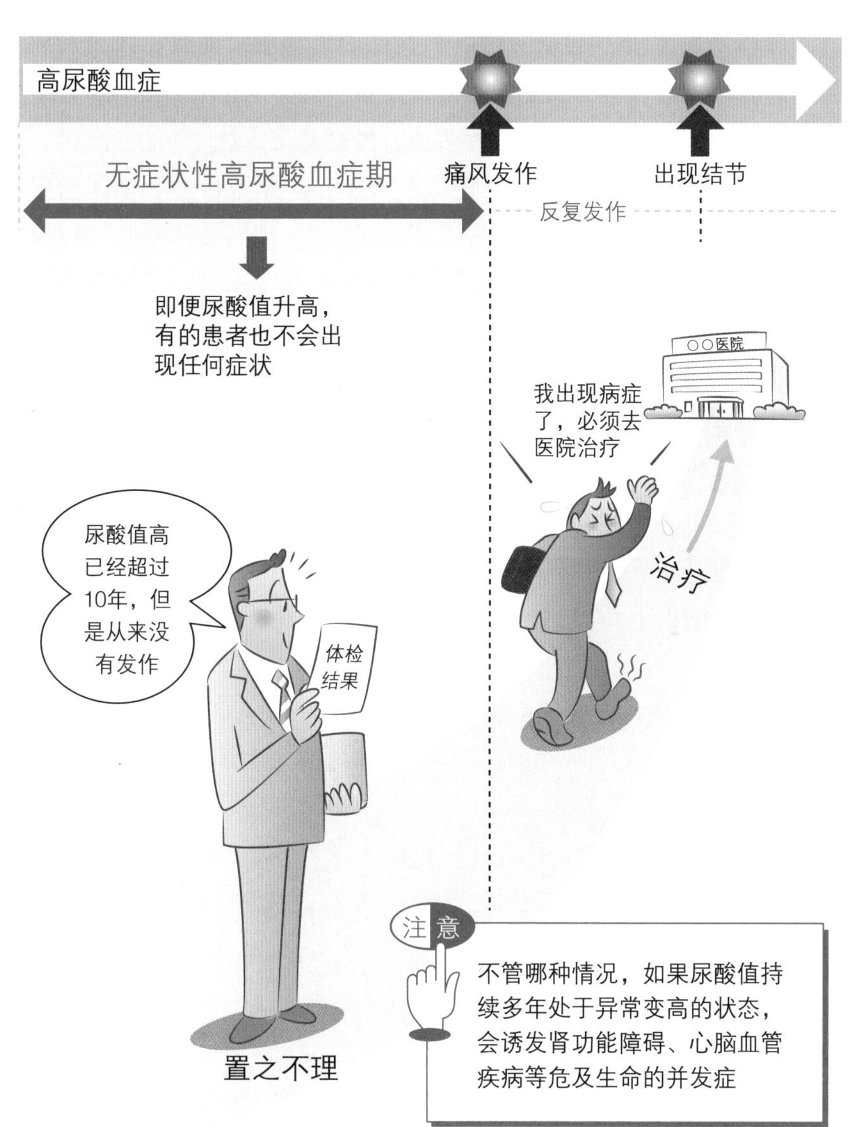

注意

不管哪种情况，如果尿酸值持续多年处于异常变高的状态，会诱发肾功能障碍、心脑血管疾病等危及生命的并发症

进入更年期的女性和年轻人也是痛风发作的预备人群

痛风多发生于平均尿酸值高于女性的男性中，而且，因为痛风会在高尿酸值持续多年后病发，所以患者多为中老年男性。

那么，女性和 20~30 岁的年轻人，就能高枕无忧了吗？

确实，第 1 章已经提到过，日本人中，高尿酸血症和痛风的患者约 99% 为男性，女性患者仅有 1% 左右。女性高尿酸血症、痛风患者较少与雌激素有关。女性之所以尿酸值难以上升，是因为雌激素会促进尿酸的排泄。但是，女性在闭经后，雌激素分泌减少，尿酸值也会慢慢变高。随后，当尿酸值高于 7.0mg/dL 时，就会患高尿酸血症，患痛风的风险自然也会增加。

对于女性来说，很少会出现痛风的症状，容易忽视体内尿酸值，所以，闭经后，一定要注意体内的尿酸值。

有报告显示，近年来，痛风不断年轻化。原因包括食用即食食品、快餐、便当的人不断增加，开始饮酒的年龄不断低龄化，运动不足，以及压力过大等。

即便是女性，即便年龄较小，也不能掉以轻心！与性别及年龄无关，尿酸值高的人，一定要正确控制体内的尿酸含量。

痛风不止出现在中老年男性中

如果是女性

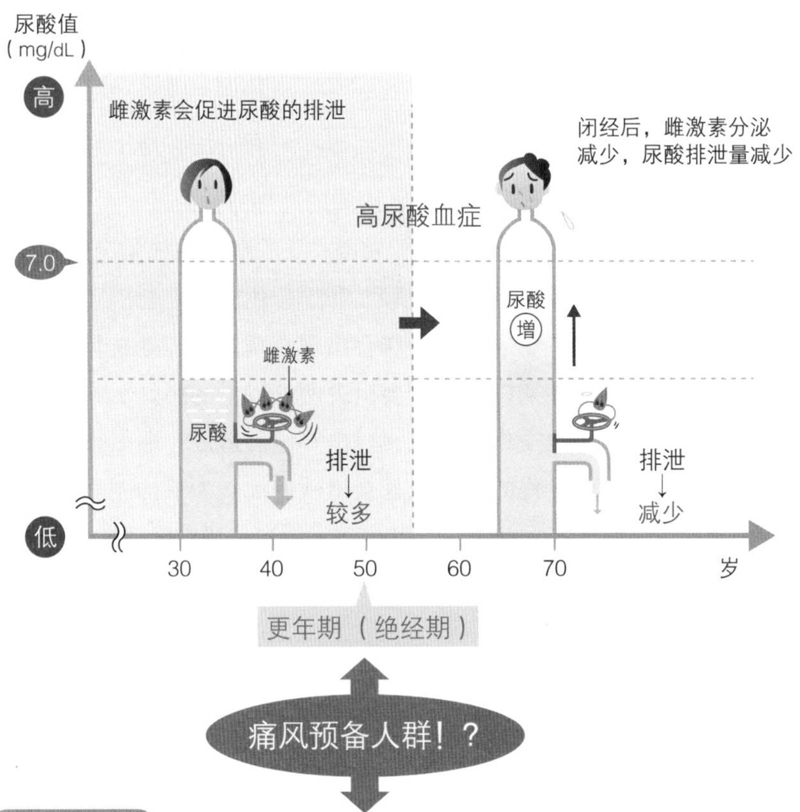

更年期（绝经期）

痛风预备人群！？

如果是年轻人

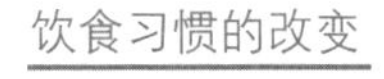

食用即食食品、快餐，
饮酒年龄降低等

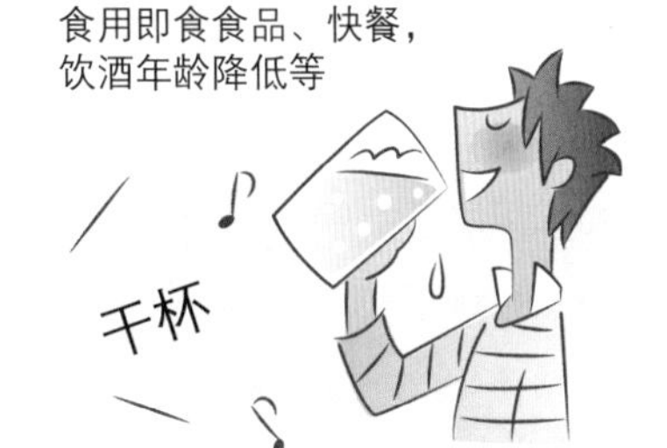

生活习惯

压力大、
运动不足等

痛风发作时的应对方法

首先是将患部抬高，使其降温

痛风发作时，要尽早就医，但是如果病发的时间在晚上，首先要自己处理。下面为大家介绍一些可以用到的处理方法。

虽然已经提到过多次，但是还要重复一下，痛风往往是突然发作。痛风首次发作时，患者可能会陷入无助和恐慌中。

在大多数情况下，痛风首次发作会出现在踇趾关节处，且患处只有一个。一般进入慢性期以后，才会出现两处以上的患处。如果这个部位的剧烈疼痛不是由受伤、化脓、打击等原因造成，那么很有可能就是痛风发作。痛风发作的话，患处会出现炎症。为了抑制炎症，首先要给发热的患处降温，患处的温度会越来越高，所以降温非常有效。

至于降温的方法，虽然冰水和冰袋都十分有效，但痛风发作后，即便只有风轻轻吹过，也会引发剧烈的疼痛，在患处敷冰袋后，可能会加剧疼痛。所以，推荐使用凉性消炎膏药*。如果家里备有消炎膏药的话，可以将其贴在患处，反复换药效果较好。

而且，将患部固定在高于心脏的位置后再降温，镇痛效果更佳。如果保持仰卧位的睡姿，可以将枕头或被子垫在脚下。

用语解说　凉性消炎膏药　含有薄荷醇、水杨酸、薄荷油等凉性成分的消炎膏药。主要用于急性发作性疾病，当患处出现红肿、发热、疼痛时使用。

痛风发作时的紧急处理

痛风发作往往是突然的，为了不引起恐慌，必须进行适当的处理

患处为踇趾关节时

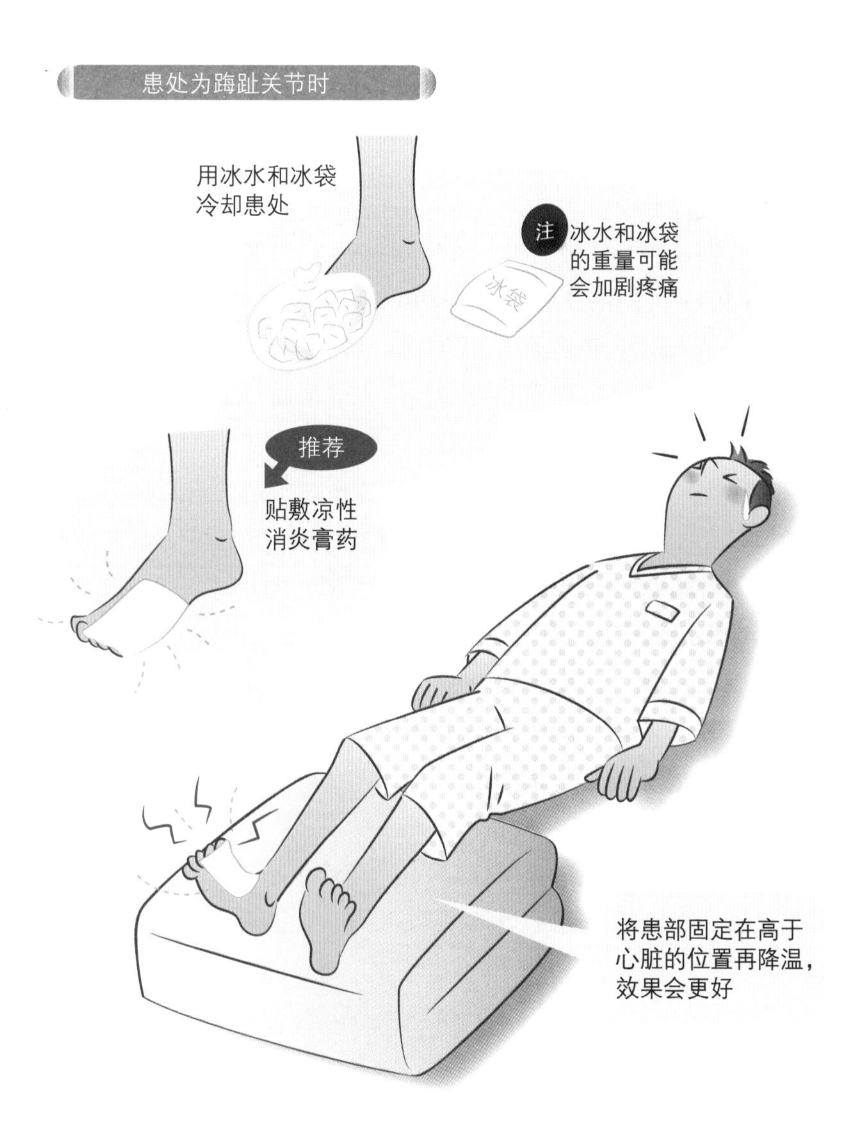

痛风发作时，尽量保持安静

当痛风发作时，保持安静最重要。千万不能忍着疼痛来回走动，在疼痛的高峰值到达之前，尽可能停止工作开始休息，不要进行饮食和如厕以外的活动。当出现如厕等必须行走的情况时，患处不要用力，慢慢地行走较好。

另外，即便患处出现疼痛，也不要按摩或用温水浸泡患处，如果加快患处的血液流通，会使炎症更加严重，加剧疼痛。

如果从主治医生那里拿到了治疗痛风发作的镇痛药，就可以服用镇痛药。因为痛风的疼痛非常强烈，所以镇痛药不一定有效，但可以缓解一时的痛苦。

这种情况经常使用的药物为非甾体抗炎药、洛索洛芬钠和布洛芬等。但是，在镇痛药中，铝镁匹林及 KERORIN 等乙酰水杨酸（阿司匹林）类解热镇痛药* 会导致病情恶化，延长病发时间，所以不可以用于治疗痛风的疼痛。

服用镇痛药时，还要注意一点。如果药物没有效果，则加大服药量至 2 倍甚至 3 倍，以及 1d 内服用无数次的行为都是不允许的。即便用药次数增加或用药量加大，也不会提高镇痛作用，而且还会出现胃痛等不良反应。

另外，不可使用酒精缓解疼痛。因为酒精会使病情恶化，所以痛风发作时，要控制饮酒。

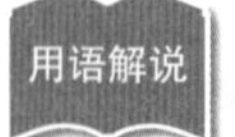

乙酰水杨酸（阿司匹林）类解热镇痛药　是通过抑制能够引起炎症的前列腺素，缓解疼痛和炎症的药物。

痛风发作过程中，首先要保持安静

痛风发作时，在达到疼痛峰值之前，保持安静最重要。
首先……

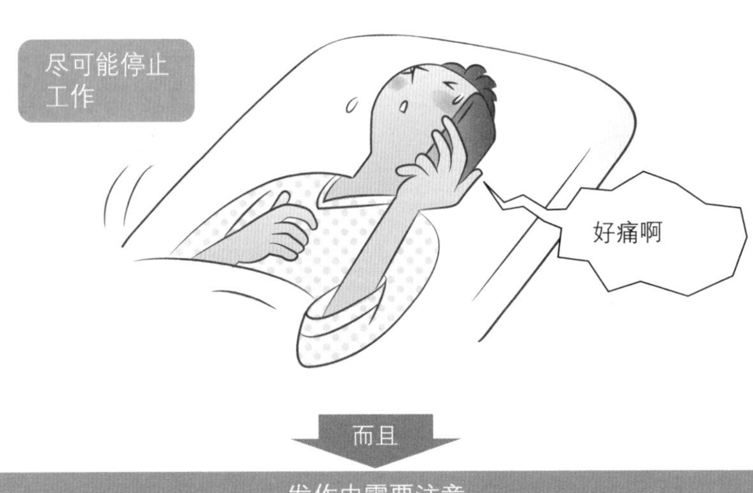

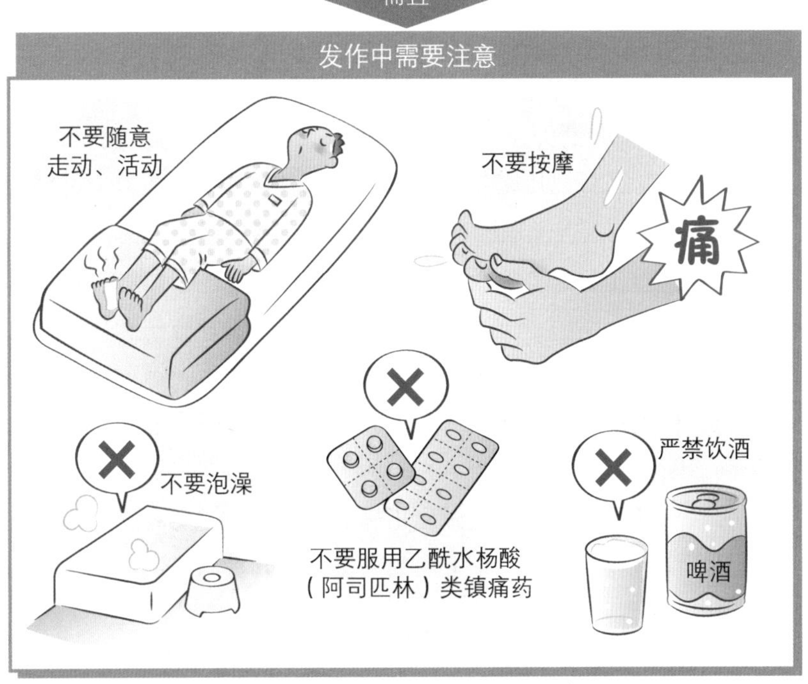

容易和痛风混淆的疾病

出现关节疼痛的疾病有很多

某天，踇趾关节处又红又肿且出现剧烈的疼痛。你也许会认为这是痛风发作的症状。但是，与痛风症状相似的疾病有很多。即便是专业的医生，仅依据症状，诊断上也可能会出现错误。

为了能够对症用药，必须明确自己所患的疾病是痛风还是其他疾病。痛风一般有以下特征。

- 90% 以上的患者为男性
- 经常出现在膝盖以下的部位，特别是踇趾的关节处
- 出现疼痛的关节常只有一处
- 突然发作
- 2 周后疼痛会消失

虽然这些特征可以用来判断是否为痛风，但即使具备以上特征也会出现痛风以外的情况。根据“因为是女性，所以应该不是痛风”“上肢关节处疼痛所以不是痛风”等原因进行判断，是十分危险的。另外，即便和痛风的症状相似，也有可能是其他疾病，治疗方法和休养方法完全不同。所以当出现这些症状时，一定要尽快就医，做详细的检查。

现在，检查仪器和诊断技术在不断提高，只要是专业的医生，就可以正确诊断出痛风。

虽然只有专业的医生才能做出正确的诊断，但是患者也应该了解一下容易和痛风混淆的疾病，下面为大家介绍几种与痛风症状相似的疾病以便鉴别。

判断是否是痛风的要点

与痛风症状相似的疾病有很多，一定要做好心理准备

痛风的特征
90%以上的患者为男性
痛风
某日突然出现剧烈的疼痛
痛
痛风？我是女的，所以……
不要轻易做判断
哔哔
痛风
女性
痛风
出现疼痛的关节只有一处
90
男性
痛风
2周后，疼痛消失
痛风
膝盖以下，特别是踇趾关节处出现症状
痛风
但是，千万不要自己判断
出现以上这些症状时，必须尽快就医，做详细的检查

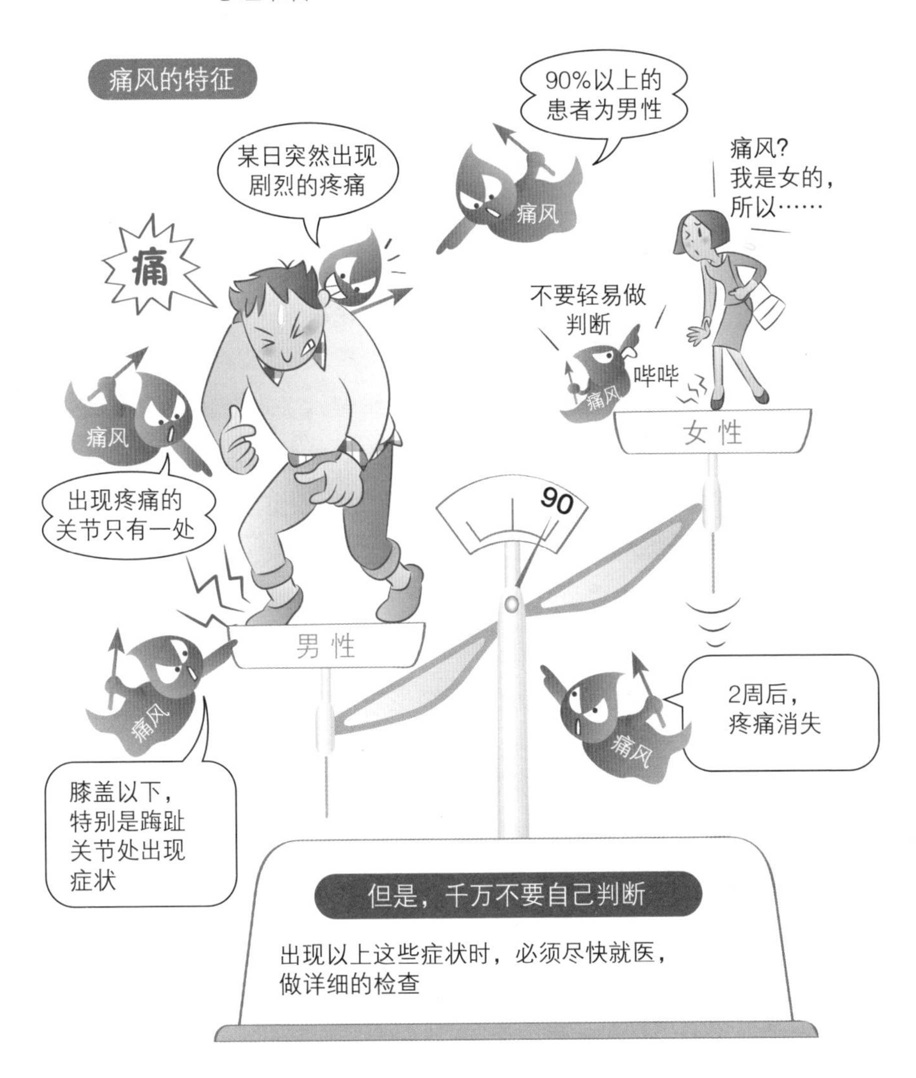

●风湿性关节炎

风湿性关节炎是一种结缔组织病*，曾称胶原病，和痛风相同，是一种关节出现炎症的疾病。痛风性关节炎是由尿酸结晶引起的，而风湿性关节炎的病因至今不明。

风湿性关节炎的男女比例为 1∶4，女性患者较多。疼痛多出现在手指、手腕、手肘、肩部等上肢，且同时出现疼痛的关节常有 2 个以上，而且疼痛连续不断。风湿性关节炎经常出现左右对称的疼痛，但痛风几乎没有这种情况。

另外，比起痛风突然出现的疼痛，风湿性关节炎的疼痛往往会慢慢出现，且不会消失，最终扩散到全身。病情恶化后，关节会出现变形、遭到破坏的情况，及早发现和治疗比较重要。

●骨性关节炎

骨性关节炎是由关节变形引起的炎症。关节担负着骨骼间软骨的缓冲作用。随着年龄的增加，软骨不断减少，这是由于体重造成的负担，骨骼与骨骼会直接接触、变形。变形主要出现在膝关节、股关节和手指关节等部位，最容易出现变形的部位为膝关节。因为痛风也经常在膝关节出现，所以两者经常被混淆。

骨性关节炎关节的疼痛不及痛风剧烈，只要保持安静，疼痛和肿胀一般会得到缓解。另外，痛风的疼痛一般在 2 周后消失，骨性关节炎的疼痛不会自然消失。

骨性关节炎患者只要活动关节就会疼痛，而且随着关节的不断变形，疼痛也会增强。

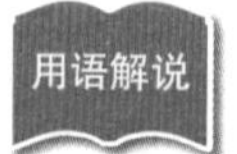

结缔组织病　全身的皮肤、血管、肌肉、关节等部位出现的炎症的总称，曾称胶原病。患病原因为自身的免疫攻击自身的成分。

容易和痛风混淆的疾病①

风湿性关节炎

男女比例为1∶4，女性患者较多

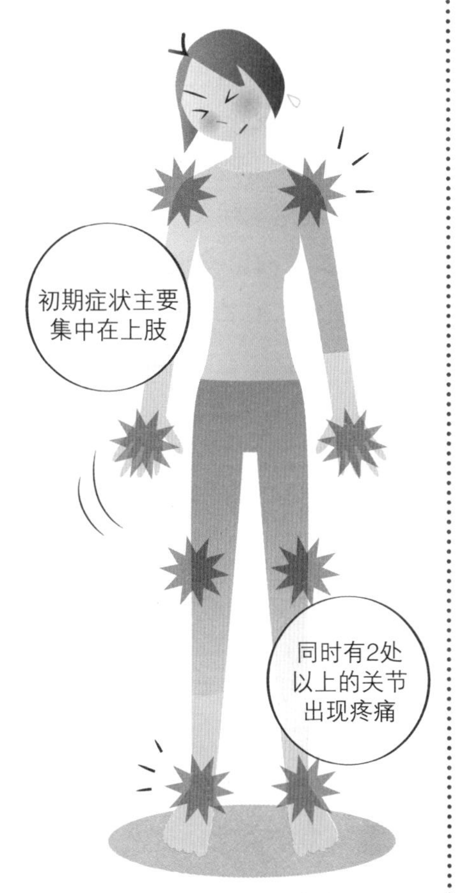

和痛风不同，疼痛比较徐缓，且持续时间较长

骨性关节炎

由关节变形引起的炎症

正常的膝关节

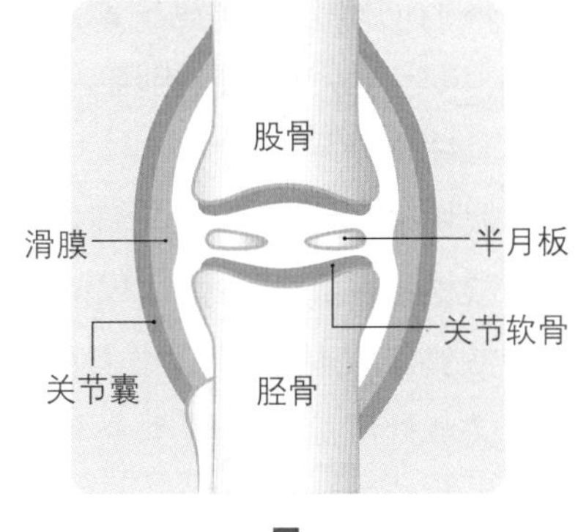

发生变形的膝关节

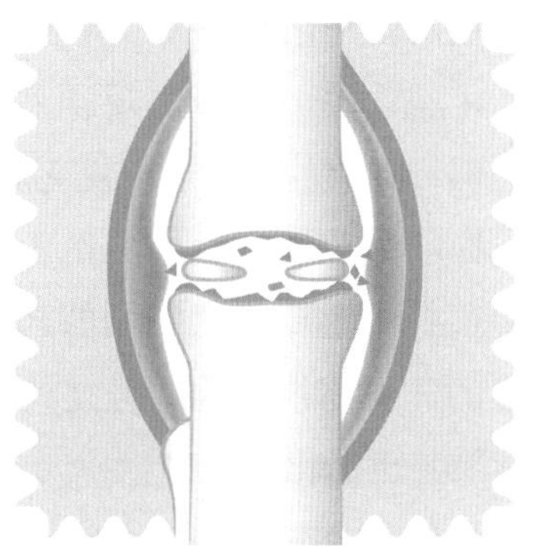

年龄增长和肥胖等原因导致软骨减少、关节变形，出现疼痛的症状。滑膜炎症也会引起关节变形

●假性痛风

假性痛风和痛风表现一样，某天突然关节肿胀，出现剧烈疼痛。虽然疼痛的感觉和痛风相似，但是假性痛风最容易出现的部位是膝关节，几乎不会在踇趾出现。另外，假性痛风多出现在中老年患者中，且没有性别差异。

假性痛风与痛风的发病过程也相似。造成痛风性关节炎的原因是尿酸钠结晶，而假性痛风的原因是关节处沉淀的焦磷酸钙*结晶。焦磷酸钙结晶从关节囊里剥落后，会引起炎症。但是，焦磷酸钙结晶在关节处沉淀的原因至今不明。

检测关节液后，就可以确诊所患疾病是假性痛风还是痛风。

●化脓性关节炎

葡萄球菌、结核杆菌、大肠杆菌等细菌侵入关节处，引起的化脓性疾病就是化脓性关节炎。

化脓性关节炎会出现剧烈的疼痛、红、肿、发热的症状。当踇趾根部、脚踝、膝关节出现化脓性关节炎时，与痛风特别容易混淆。

提取关节液后，检测是否存在细菌，基本就可以确诊，但是在确诊前，一定要注意使用的药物。痛风发作时，会使用抑制疼痛和炎症的非甾体抗炎药，但是使用非甾体抗炎药会使化脓性关节炎出现感染甚至恶化。

就诊时，一定要和医生详细说明出现疼痛及其他症状前的状况，以及是否患有高尿酸血症等情况。

焦磷酸钙　代谢物质焦磷酸的浓度上升后，与软骨内部的钙离子结合的产物。老年人经常出现焦磷酸钙结晶。

容易和痛风混淆的疾病②

假性痛风

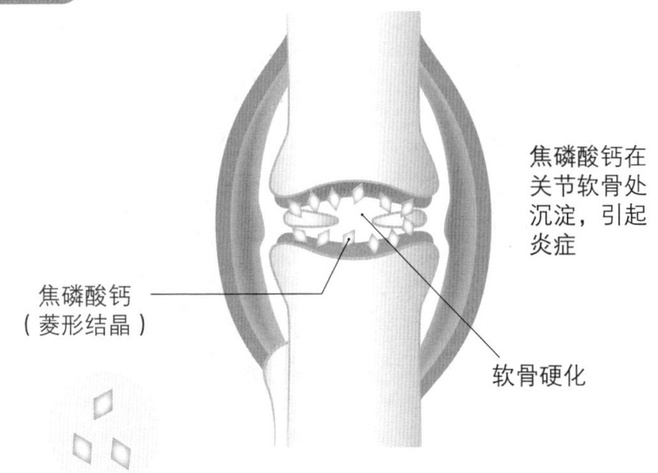

化脓性关节炎

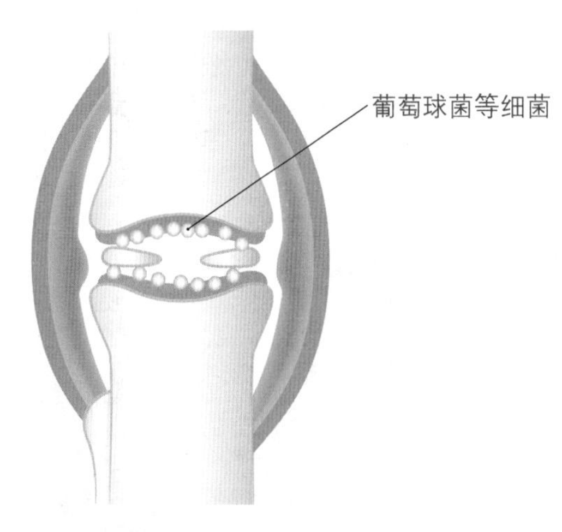

金黄色葡萄球菌、结核杆菌、
大肠杆菌等侵入关节，引起
炎症，出现剧烈的疼痛

●踇趾外翻

踇趾外翻会导致踇趾出现肿胀、疼痛的症状，所以极易与痛风混淆。

患踇趾外翻后，踇趾外侧出现肿胀、变形，踇趾向小脚趾一侧弯曲。患处变红、发热，看上去非常像痛风。但是，踇趾外翻的患者绝大部分是女性，穿细高跟鞋及不合脚的鞋子会导致踇趾外翻。踇趾外翻患者的尿酸值几乎不会上升。

到目前为止，虽然为大家介绍了几种容易与痛风混淆的疾病，但是只有专业的医生才能做出正确的诊断。不管是痛风发作者还是对尿酸值在意者，首先要到医院就诊。

第 4 章将为大家详细介绍高尿酸血症和痛风的诊断、检查及最新的治疗方法。

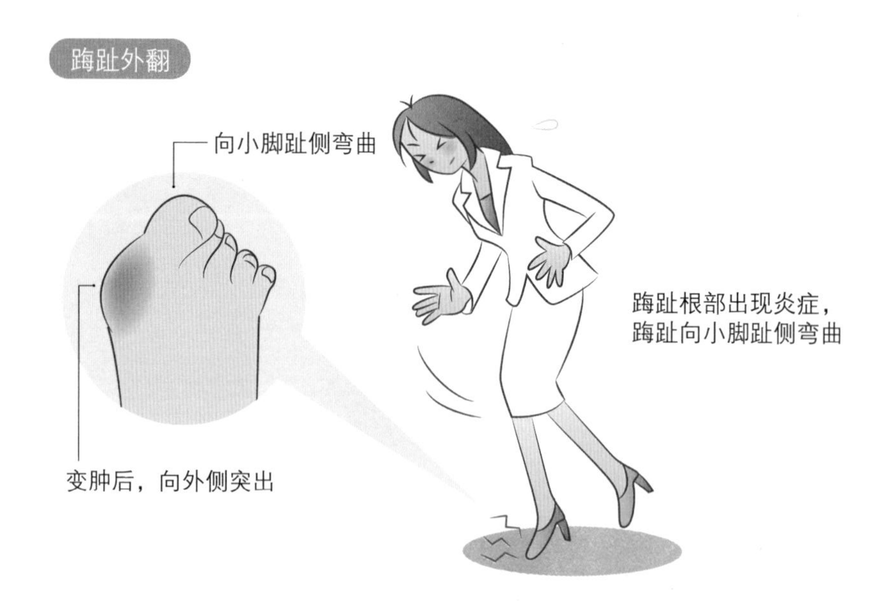

第4章

高尿酸血症及痛风的诊断和治疗

痛风治疗的目的是减轻疼痛，而高尿酸血症治疗的目的是控制体内的尿酸值、预防痛风发作及出现并发症。本章将为大家详细介绍两者治疗时必须要进行的诊断、检查及药物疗法。

高尿酸血症的诊断和治疗方法

治疗重点在于改善生活方式及药物治疗

与性别、年龄无关，当尿酸值超过 7.0mg/dL 时，就会被诊断为高尿酸血症。如果被诊断为高尿酸血症，就必须开始控制尿酸值。在治疗的过程中，必须正确理解控制尿酸值的原因。

即便被诊断为高尿酸血症，如果患者只是尿酸值高的话，一般不会出现任何症状。但是，当尿酸值高于 7.0mg/dL 时，在血液中无法溶解的尿酸就会形成结晶。尿酸结晶不仅会导致痛风，还会沉积到肾脏及尿路中，引起肾功能障碍和尿路结石。

另外，高尿酸血症患者极易出现糖尿病、高血压、血脂异常等生活方式疾病并发症，如果不控制尿酸值，患者得动脉硬化、心脑血管疾病的概率就会变高。也就是说，预防痛风发作可以起到预防严重的并发症的作用，所以，无论如何也要把尿酸值控制在正常的范围内。

那么，应该怎样控制尿酸值呢？首先要改善生活方式，其次就是进行药物治疗。可能有人会认为，治疗高尿酸血症就是服用降低尿酸的药物，但是有些患者仅依靠改善生活方式也能将尿酸值控制在正常的范围内。

痛风已经发作及仅依靠改善生活方式无法使尿酸值降低到正常范围内的患者，在改善生活方式的同时，必须进行药物治疗。

预防痛风发作就要控制尿酸值

尿酸值高于7.0mg/dL时，就会被诊断为高尿酸血症。
如果对其置之不理……

超过
7.0mg/dL
尿酸
尿酸值
变身！
痛风开始发作！
恐怖的事情不止
这一件哦
痛风
并发症
高血压
并发症
糖尿病
并发症
动脉
硬化
并发症
血脂
异常
所以
两种控制尿酸的方法
尿酸值要保持在7.0mg/dL
以下哦
1
改善
生活方式
2
药物治疗

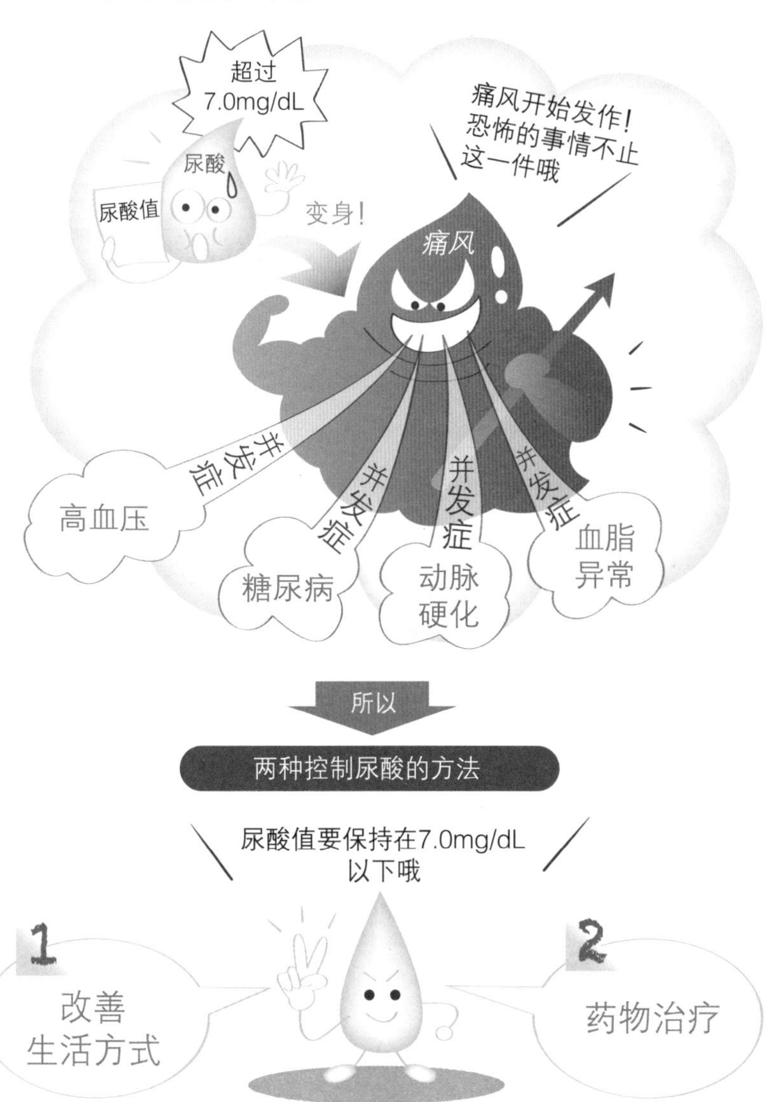

改善生活方式无法控制尿酸值时要进行药物治疗

高尿酸血症的治疗过程中，哪些情况必须进行药物治疗呢？我们一起来了解一下。例如，体检后，如果尿酸值稍微超过 7.0mg/dL，一般来说，首先要改善生活方式。

所谓改善生活方式，就是要改善造成高尿酸血症的饮食习惯、运动习惯、压力等，通过预防和改善肥胖，可以有效预防高血压、糖尿病、血脂异常等并发症及代谢综合征。

只不过，改善生活方式也许并不会使尿酸值下降。而且，被诊断为高尿酸血症时，体内的尿酸值很有可能已经相当高，这时，最好的方法就是进行药物治疗。当尿酸值超过 8.0mg/dL 时，痛风可能会随时发作；当尿酸值持续超过 8.0mg/dL，而且出现糖尿病、高血压、血脂异常、肾功能障碍、尿路结石等并发症时，必须要尽快进行药物治疗；当尿酸值超过 9.0mg/dL 时，痛风发作的危险极高，因此不管是否出现并发症，此时药物治疗都是最合适的方法。

另外，如果痛风已经发作过，一定要尽快进行药物治疗。当痛风发作或出现痛风结节时，体内已经有一定含量的尿酸结晶。如果继续放任痛风反复发作，是非常危险的。即便尿酸值低于 8.0mg/dL，也要在改善生活方式的同时，开始药物治疗。

高尿酸血症的治疗原则

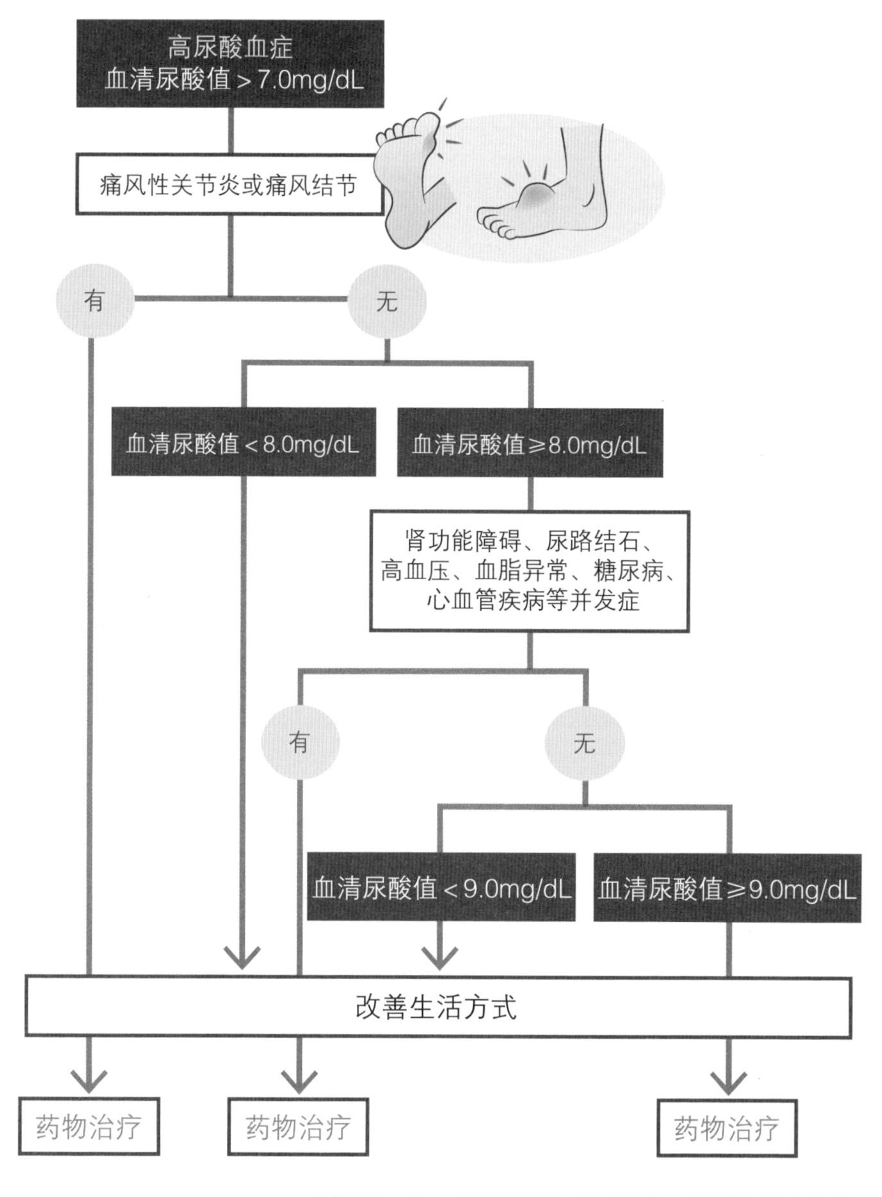

※摘自日本痛风 · 核酸代谢学会. 高尿酸血症 · 痛风的治疗指南第2版

痛风发作时要前往专业的医院就诊

即使疼痛较轻，也不能置之不理

治疗高尿酸血症的目的是控制尿酸值，预防痛风和并发症发作。高尿酸血症的治疗首先要改善生活方式。如果改善生活方式后尿酸值没有下降，就需要进行药物治疗。

痛风突然发作时的治疗，比起控制尿酸值的长期治疗，首先要尽快缓解剧痛，消除炎症。那么，如果痛风突然发作，要到什么科室就诊呢?

一般来说，在日本可以到整形外科和内科就诊。内科又分为风湿科、内分泌代谢科、肾脏内科等科室，有些医院也会有专门治疗痛风的科室。

如果体检时发现尿酸值过高，一般会到内分泌代谢科就诊。但是，痛风会引起关节炎，所以也可以到整形外科进行专业的治疗。

当痛风突然发作时，不管是去整形外科还是内科，都要尽快到最近的医院就诊。

痛风的剧烈疼痛在 2~3d 会达到顶峰，1~2 周后疼痛会自然消失。这时，要注意的就是，不要放弃治疗。如果疼痛消失就放弃治疗的话，以后痛风还会再次发作。

即便疼痛消失，尿酸也会在体内继续沉积，为了预防出现各种并发症，要谨遵医嘱，严格控制尿酸。

痛风发作时应该前往哪个科室就诊

痛风突然发作时
如果体检时发现高尿酸血症
超过 7.0mg/dL
体检结果
一般来说可以前往整形外科和内科就诊。内科中，风湿科和肾脏内科是专门治疗痛风的科室
大多数情况下可以前往内分泌代谢科就诊，整形外科也可以

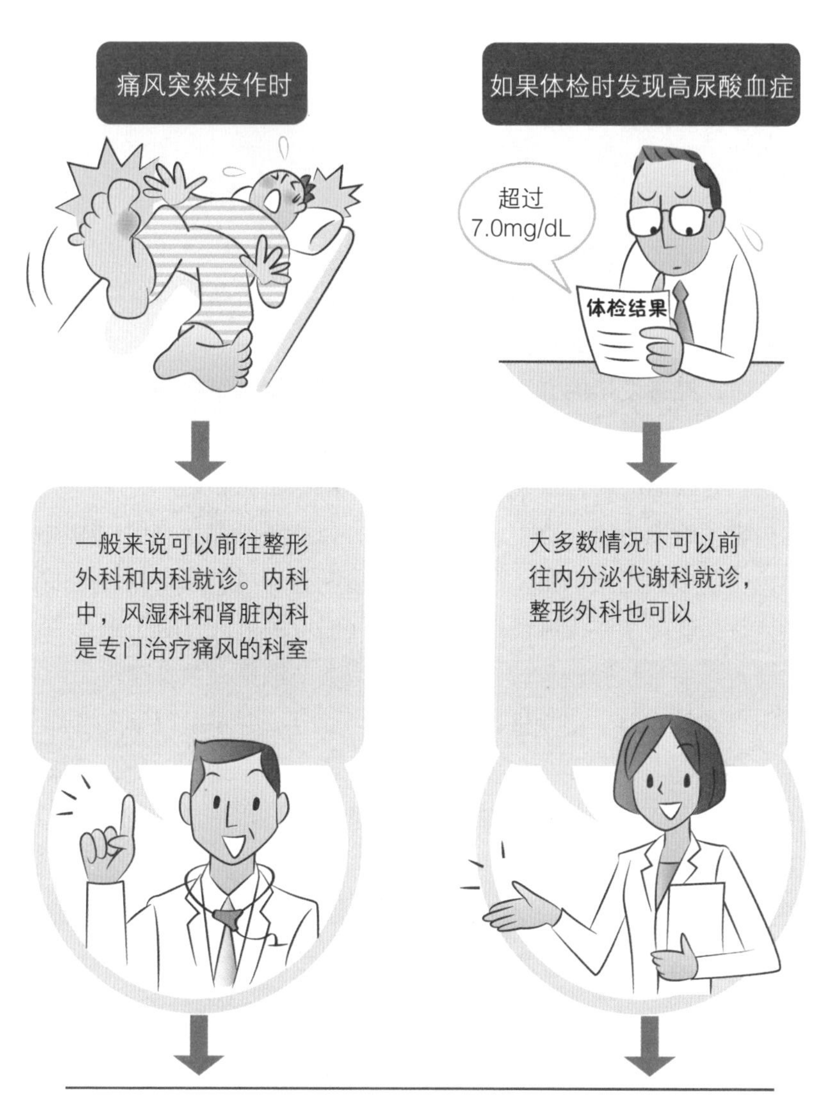

为了避免诱发各种并发症，一定要谨遵医嘱，严格控制尿酸值

疼痛消失就放弃治疗是一种非常危险的行为

痛风的诊断标准

如何鉴别痛风与其他疾病

痛风多在蹈趾根部发作，但是，在蹈趾根部出现疼痛的疾病还有很多。因此，当诊断所患的疾病是否是痛风时，与其他的疾病进行鉴别非常重要。

这时，经常使用的方法为，1977 年美国风湿病学会制定的诊断标准（参考第 93 页）。这个诊断标准的意义在于，不放过痛风及不把痛风误诊为其他疾病，至今都是非常值得信赖的标准。

根据此诊断标准，在“A 关节液中有尿酸钠结晶”或“B 痛风结节的证明”中，只要满足一项，就可以诊断为痛风。只不过，如果想要确认 A，就必须在痛风发作时，从患处提取关节液。对于患者来说非常痛苦，而且从脚趾等较小关节处提取关节液是一项难度很大的工作，所以在检查时，很少进行这项检查。而且，并不是每例患者都会出现 B 痛风结节，首次痛风发作的患者几乎不会出现。因此，临床上真正应用较多的是 C 项。在问诊或检查时，11 项中满足 6 项就会被诊断为痛风。

当被确诊为痛风时，为了以后的治疗，要检查高尿酸血症和痛风的症状以及是否患有其他并发症。

痛风的诊断标准

◇ 痛风的诊断标准（美国风湿病学会）◇

	诊断标准
A	关节液中有尿酸钠结晶
B	痛风结节的证明 （利用化学方法或在显微镜下检测到尿酸钠结晶的存在）

以下11项中，只要符合6项就可以被诊断为痛风

C		
	1	痛风发作超过2次
	2	24h内，炎症达到顶峰
	3	只有一个部位出现症状（单侧关节炎）
	4	关节红肿
	5	踇趾根部疼痛或肿胀
	6	单侧踇趾根部出现病变
	7	单侧脚踝出现病变
	8	出现痛风结节
	9	高尿酸血症
	10	X线检查显示非对称性关节肿胀
	11	症状会完全消失

只要满足A或B中一项，或者满足C的6项就可以被诊断为痛风

痛风治疗前的详细检查

确认痛风症状要进行的检查

疑似患痛风后，在确诊的同时，要进行详细的检查来确认症状。

●血液检查

检查血液中尿素氮和肌酐的含量。当肾功能减退时，血液中的尿素氮、肌酐*的含量会上升。

●尿液检查

肾功能减退时，会出现蛋白尿。另外，痛风和代谢综合征患者的尿液容易偏酸性。酸性越高，尿酸就越难溶解于尿液，因此检测尿液的 pH 值，可以了解患者是否有患尿路结石的风险。而且，若尿潜血反应呈阳性，患者就会有患肾结石和输尿管结石的风险。检测尿液中有形成分的尿沉渣检查，可以检测尿液中是否含有尿酸结晶。

●超声检查

超声检查不仅可以检测肾脏是否有尿酸结晶，也可以检测关节液中是否存在尿酸结晶。另外，还可以检测肾脏内部是否有结石。

● X 线检查

对患处的关节进行 X 线检查，可以检测关节是否变形。

●区分患病类型的检查

在高尿酸血症中，尿酸排泄能力低下型和尿酸产生过量型的治疗药物不同，因此为了区分患者的患病类型，需要进行尿液中尿酸排泄量检查及尿酸清除两项检查。

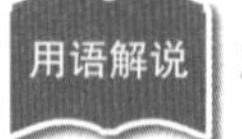

肌酐　被肌肉当作能量使用的蛋白质分解后产生的一种代谢产物。

痛风的检查

检查是否出现肾功能减退及尿路结石

血液检查

- 尿素氮（BUN）
- 肌酐

尿液检查

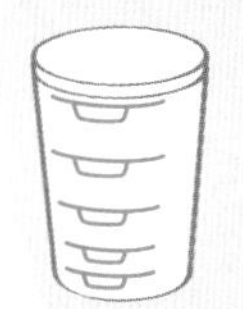

- 尿蛋白
- 尿液的pH值（酸碱度）
- 尿潜血反应
- 尿沉渣检查

超声检查

检查是否出现关节变形

X线检查

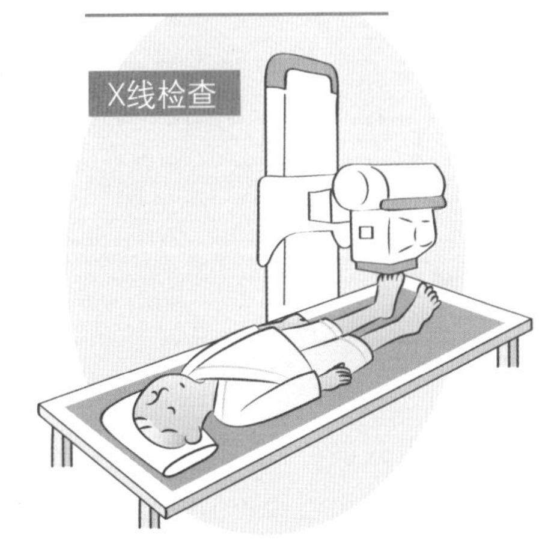

区分高尿酸血症类型的检查

尿中尿酸排泄量检查

检测尿液中尿酸的排泄量。虽然有检测1d内尿液的24h法，但是通常会采取检测60min内尿液的60min法。使用60min法检测时，会测量尿液中的肌酐，在中间时刻检测血液中的尿酸和肌酐含量

尿酸清除的检查

主要检查肌酐的排泄能力。利用60min法检测时搜集的尿量、尿酸浓度和肌酐浓度等数值计算尿酸的排泄量

根据尿液中尿酸排泄量和尿酸清除来分类

类型	尿液中的尿酸排泄量［mg/（kg・h）］		尿酸清除（mL/min）
尿酸产生过量型	>0.51	以及	≥7.3
尿酸排泄能力低下型	<0.48	或是	<7.3
混合型	>0.51	以及	<7.3

※摘自日本痛风・核酸代谢学会. 高尿酸血症・痛风的治疗指南第2版

确认是否存在并发症时进行的检查

高尿酸血症和痛风患者容易出现高血压、糖尿病、血脂异常等并发症。这些疾病互相影响发生恶化的同时，诱发动脉硬化、心脑血管疾病的风险较高。当痛风出现并发症时，需要进行相应的治疗，所以要检测是否存在并发症。

●高血压

测量血压后，如果疑似患有高血压，则需要进行详细检查，来检测引起高血压的原因和疾病的严重程度。

●糖尿病

在进行血液检查时，检测空腹血糖值和糖化血红蛋白（HbA1c）*的值。

●血脂异常

通过血液检查来检测血液中中性脂肪、低密度脂蛋白（LDL）胆固醇及高密度脂蛋白（HDL）胆固醇的值。

●肝脏疾病

通过血液检查来检测 γ-谷氨酰转肽酶（γ-GTP）、谷草转氨酶（AST）、谷丙转氨酶（ALT）、白蛋白、总蛋白的数值。另外，腹部超声检查还可以确认是否有脂肪肝。

●心脏疾病

通过心电图、心脏超声检查检测心脏功能及是否患有心律不齐。

●动脉硬化

眼底检查是直接观察眼底血管状态的检查。因为眼底血管能够反映全身血管的健康状态，所以眼底检查可以检测出动脉硬化的程度。

●脑血管疾病

疑似患有脑血管疾病时，可以进行 CT 和 MRI 检查。

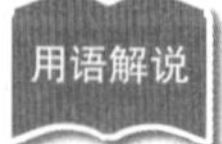

糖化血红蛋白（HbA1c） 血红素是红细胞中所含的一种蛋白质，其与葡萄糖的结合物就是 HbA1c。

检测是否有痛风并发症

高血压

测量血压，必要时进行精密的检查

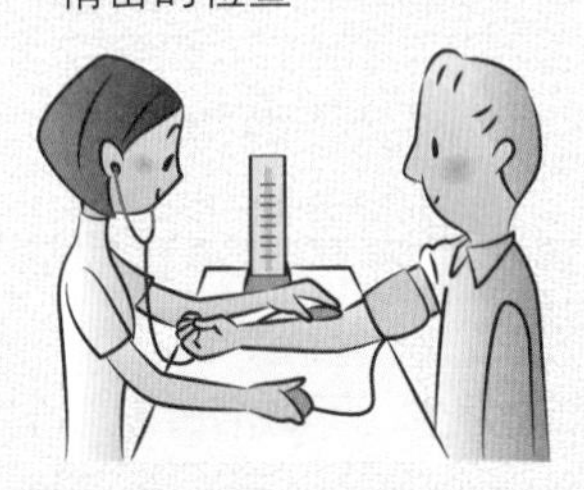

糖尿病

通过血液检查测量空腹血糖值和HbA1c的数值

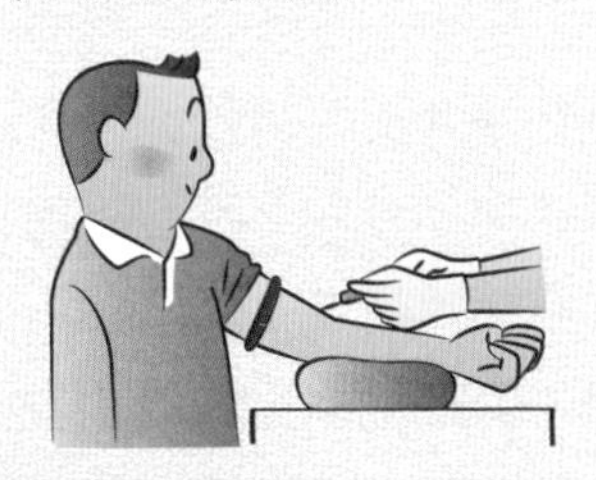

肝脏疾病

检测血液中γ-谷氨酰转肽酶（γ-GTP）、谷草转氨酶（AST）、谷丙转氨酶（ALT）、白蛋白、总蛋白等数值。另外，腹部超声检查可以检测是否含有脂肪肝

血脂异常

检测血液中的中性脂肪、低密度脂蛋白胆固醇、高密度脂蛋白胆固醇的数值

心脏疾病

通过心电图、心脏超声检查检测心脏功能及是否患有心律不齐

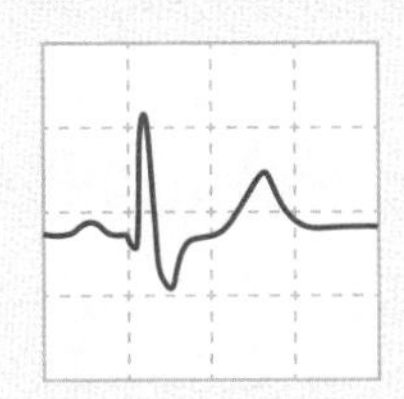

脑血管疾病

当疑似出现脑血管疾病时，要进行MRI和CT检查

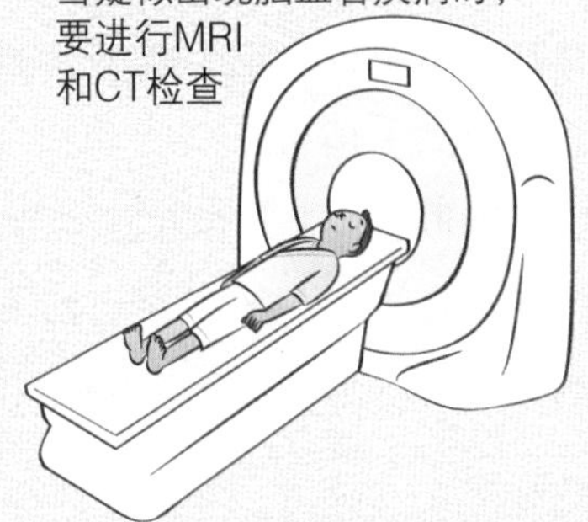

动脉硬化

观察眼底血管的状态可以知晓动脉硬化的程度

痛风的治疗要持续一生

痛风的治疗流程

痛风发作时，虽然服用抑制疼痛的药物可以让疼痛得到缓解，但是这并不是治疗的终点。痛风发作缓解后，就应该开始进行控制尿酸值的治疗了。痛风的治疗可以分为 3 个阶段。

第 1 阶段，应对痛风发作的治疗，以镇痛为主。药物治疗分为两种，发作时服用的控制剧烈疼痛的药物（参见第 100 页）和出现前兆时服用的预防痛风发作的药物（参见第 102 页）。服用药物后，1~2 周疼痛就会完全消失，这种情况称为症状减轻。症状减轻，并不代表痛风完全治愈，而是表示痛风症状在不断好转。

第 2 阶段，控制尿酸值的初期治疗。痛风的症状减轻后，就会进入第 2 阶段的治疗，以服用降低尿酸值的药物为主，同时进行饮食疗法、运动疗法、日常护理等生活方式的改善，使尿酸值恢复到正常的数值。正常尿酸值应该低于 7.0mg/dL，当尿酸值控制在 4.6~6.6mg/dL 时，痛风发作的频率最低。第 2 阶段的治疗目标是，在 3~6 个月内，将尿酸值控制在 6.0mg/dL 以下。

第 3 阶段，控制尿酸值的长期治疗。为了预防痛风再次发作及出现并发症，在进行药物治疗和改善生活方式的同时，定期接受检查，了解病情及确认是否存在并发症。这项治疗要持续一生。

痛风的治疗过程

控制尿酸值要从痛风发作时开始

第1阶段
缓解疼痛
利用药物治疗
镇痛、消炎
炎症
药
开始
第2阶段
使尿酸值
恢复正常
痛风发作时的症状缓解后，
就要开始服用降低尿酸的
药物，并改善生活方式。
在3~6个月内，将尿酸值降
至6.0mg/dL
改善生活
方式
＋
药物治疗
控制尿酸值的治疗
第3阶段
预防并发症
使痛风结节缩小、消失，预防痛风
再次发作及出现并发症，药物治疗
和改善生活方式要持续一生。另外，
不要忘记定期接受检查，确认病情
以及是否出现并发症

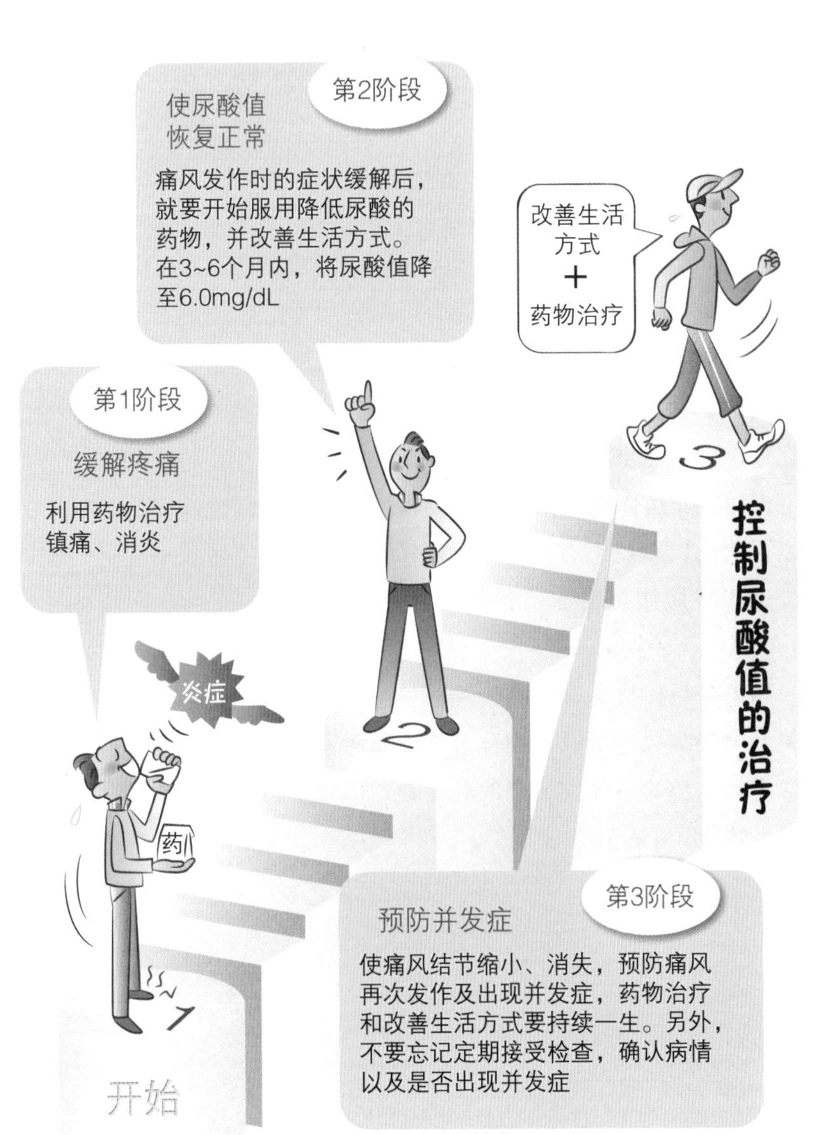

治疗痛风使用的药物

控制剧烈疼痛的药物

当痛风发作时，也就是说，在病发时，患者需要短期大量服用具有镇痛、消炎作用的非甾体抗炎药*。这种治疗方法称为非甾体抗炎药治疗。例如，服用萘普生，每次300mg，每3h服用1次，每日服用3次。服药后，如果疼痛没有减轻，24h后再按照之前的服用方法服用一次药物。大多数情况下，疼痛会得到缓解。如果剧痛消失，关节疼痛还在持续，并且影响日常生活，在炎症治愈之前，还需要正常服药1~2周。炎症减轻后，停止服药。

但是，非甾体抗炎药会出现肠胃功能及肾功能障碍等不良反应，所以肾功能较差或患有胃十二指肠溃疡的患者，不能服用此类药物。另外，正在服用抗凝血药物如华法令的患者，也不能使用非甾体抗炎药。

如果非甾体抗炎药无法使用或使用后没有效果，抑或是有两个以上关节出现痛风，可以使用肾上腺皮质激素类药物。虽然肾上腺皮质激素类药物比非甾体抗炎药的药效强，但是不良反应也更多，一定要在医生的指导下，正确服用。

用语解说　非甾体抗炎药（nonsteroidal antiinflammatory drug，NSAID）　一类除甾体化合物药物以外的，具有抗炎、镇痛、解热作用的药物。

痛风发作时使用的药物

痛风发作时使用的非甾体抗炎药

药物名称	用法与用量	使用方法
吲哚美辛	每次25mg，每日2次；可根据病情改为每次37.5mg，每日2次	口服
萘普生	初次400~600mg，之后每次200mg，每日3次，每隔3h服用1次	口服
奥沙普秦	常用量为每日400mg；最高用量为每日600mg	口服
普拉洛芬	首日每次150~225mg，每日3次；第2天开始每次75mg，每日3次	口服

痛风发作时使用的肾上腺皮质激素类药物

药物名称	用法与用量	使用方法
泼尼松龙	服用15~30mg有抗炎、镇静作用，每周减少1/3用量，3周后停药	口服
甲泼尼龙琥珀酸钠	关节腔内注射，每次4~30mg	注射
地塞米松磷酸钠	关节腔内注射，每次0.66~4.1mg	注射
地塞米松苯甲酸钠	关节腔内注射，每次1~5mg	注射
丙酸倍他米松磷酸钠	关节腔内注射，每次1~5mg	注射

用法与用量必须谨遵医嘱

预防痛风发作的药物

痛风发作过一次后，第2次发作前1d左右，一般会出现先兆症状，踇趾出现肿胀、轻微的疼痛，有违和感。这时，可以服用在出现先兆症状专门服用的药物——秋水仙碱。秋水仙碱是从百合科植物秋水仙的种子与球茎中提取的药物，从古希腊时期开始就被用于治疗痛风。

痛风发作时，沉积在关节处的尿酸结晶受到白细胞的攻击。秋水仙碱具有强烈的抑制白细胞发挥作用的能力，痛风发作前服用此药物，可以防止痛风发作。

秋水仙碱没有镇痛的作用，如果出现剧烈疼痛后再服用，没有足够的效果。所以，尽可能在感受到先兆症状时，服用0.5mg秋水仙碱。

大量服用秋水仙碱，会出现腹痛、腹泻、呕吐、肌肉痉挛等不良反应。而且，有报告显示，秋水仙碱还能引起末梢神经障碍，有抑制骨髓功能，使白细胞和红细胞减少等不良反应。为了达到最好的效果，一定要严格遵守服用方法和剂量。

另外，当开始服用控制尿酸的药物时，尿酸值急速下降极易导致痛风发作。像这样可以预测痛风发作或频繁发作时，在1~3个月内，可以每天服用0.5mg秋水仙碱。

预防痛风发作的药物——秋水仙碱

痛风发作前会出现先兆

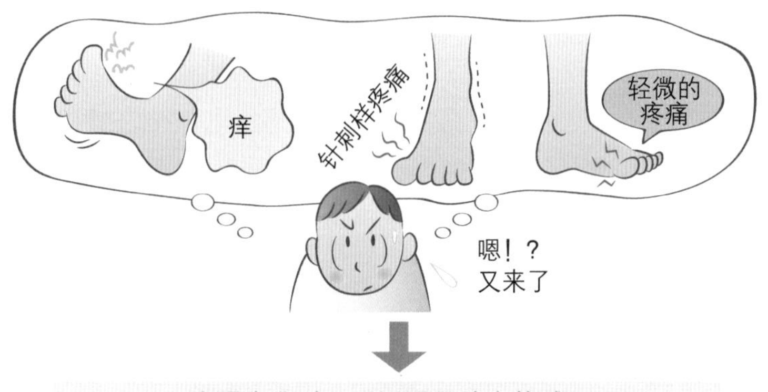

出现先兆时，可以服用秋水仙碱

秋水仙碱的作用

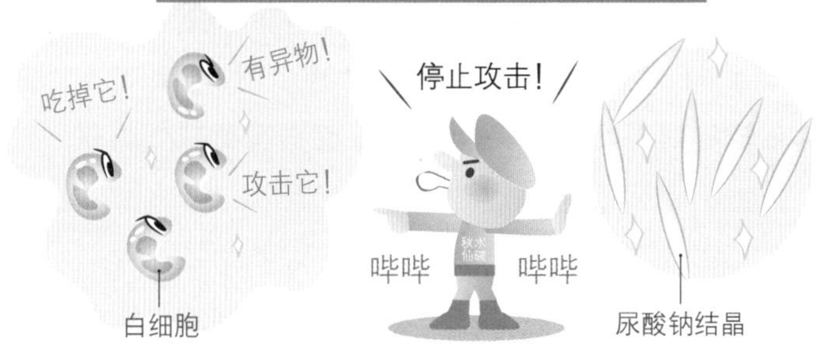

白细胞会将尿酸钠结晶当作异物，然后开始攻击，秋水仙碱可以抑制白细胞发挥作用，防止痛风发作

药物名称	用法与用量	使用方法
秋水仙碱	出现先兆时：每日服用0.5mg	口服
	预防发作：每日服用0.5mg，服用1~3个月	口服
不良反应：大量服用后，会出现腹痛、腹泻、呕吐、肌肉痉挛等不良反应		

降低尿酸值的药物

剧烈的疼痛缓解后，为了控制尿酸值，需要开始服用降低尿酸值的药物。而且，无症状性高尿酸血症患者，若需要药物治疗，也可以服用同样的药物。

根据作用不同，降尿酸药大致可以分为两类：一类是抑制体内尿酸生成的尿酸生成抑制药，另一类是促进体内尿酸排泄的促尿酸排泄药。因为高尿酸血症的形成原因包括尿酸产生过量及尿酸排泄能力低下，所以治疗药物也分为两类。

尿酸生成抑制药可用于尿酸产生过量型高尿酸血症，又可以分为三种。其中，别嘌醇从 1962 年开始就被当作治疗痛风的药物。但是，此类药物对肾脏的负担较大，肾功能较差的患者必须减少用量。这时可以服用非布司他和托匹司他。这两种药物对肾脏的负担较小，即便患者有轻度到中度的肾功能障碍，也不需要减少药量。对于患有尿酸产生过量的患者来说，是非常好的药物。

尿酸排泄能力低下患者服用的药物为促尿酸排泄药。这类药物也可以分为三种，尿酸排泄能力最强、使用范围最广的药物是溴苯酰苯呋喃。丙磺舒和青霉素等抗生素一起服用时，会影响药物的代谢，所以一定要注意。布克隆是日本研发的非甾体抗炎药，在抗炎的同时，可以促进尿酸排泄，所以也会被当作促尿酸排泄药使用。

降尿酸药的种类

尿酸生成抑制药

疾病类型	药物名称	特点
尿酸产生过量型	别嘌醇	• 1962年开始作为治疗痛风的药物使用 • 可以治疗尿路结石 • 根据肾功能障碍的程度，需要减少用药量
	非布司他	• 降低尿酸的效果较强 • 每天只需要服用一次 • 对肾功能的影响较小 • 可以治疗尿路结石
	托匹司他	• 降低尿酸的效果较好 • 对肾功能的影响较小 • 可以治疗尿路结石

促尿酸排泄药

疾病类型	药物名称	特点
尿酸排泄能力低下型	溴苯酰苯呋喃	• 排泄尿酸的作用较强 • 每天只需要服用一次 • 与其他药物并用，也不会有很大的影响
	丙磺舒	• 在日本，从1956年开始就被当作治疗痛风的药物 • 与青霉素等抗生素一起服用后，药物的代谢会受到影响
	布克隆	• 具有抗炎及促进尿酸排泄的作用

当所患的高尿酸血症为混合型时，需要将尿酸生成抑制药和促尿酸排泄药组合使用，但是服用促尿酸排泄药后，尿液中的尿酸增多，有可能会引起尿路结石。所以，大多情况下，会使用尿酸生成抑制药

使用抗痛风药的时机和注意事项

使用非甾体抗炎药和秋水仙碱时

目前，每种治疗痛风的药物效果都非常好。但是，正确使用药物才能发挥好的药效。

当处于痛风发作最严重的时期，服用非甾体抗炎药时，作为正确的服药方法，有以下三项原则。

其一，痛风发作时，尽早服用最大常用量*。用药时间延迟或用药量较低等，效果较差。

其二，痛风发作时，不要再加服降低尿酸的药物。这是因为痛风发作时如果加服降低尿酸值的药物，尿酸值会急剧下降，从而加重病情或者延长病程。痛风发作时，要正确服用非甾体抗炎药，等待病情缓解。病情缓解后，大概需要 2 周时间，就可以开始进行降尿酸值的治疗了。但是，痛风发作时，如果已经开始服用降低尿酸值的药物，要继续服用降低尿酸值的药物及非甾体抗炎药。

其三，即便疼痛消失，也不要停止服用非甾体抗炎药。非甾体抗炎药会对肠胃及肾脏等功能产生强烈的不良反应。患有胃溃疡、十二指肠溃疡、肾功能减退的患者一定要在医生指导下使用。

另外，在痛风发作前的先兆期服用的秋水仙碱，如果在出现剧烈疼痛后再开始服用，就没有足够的效果了。如果服用了秋水仙碱，痛风依然发作，就可以开始服用非甾体抗炎药。

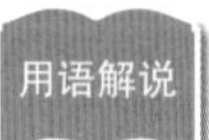

最大常用量　正常服用药物时，能够产生效果的服药量为常用量，最大限度被称为最大常用量。

痛风发作时服用的药物：非甾体抗炎药

出现剧烈的疼痛时，要服用非甾体抗炎药。正确的服药方法要遵守三项原则

原则·1

尽早服用最大常用量的药物

等疼痛稍微缓解后再吃药……

不行！快去吃药
非甾体抗炎药

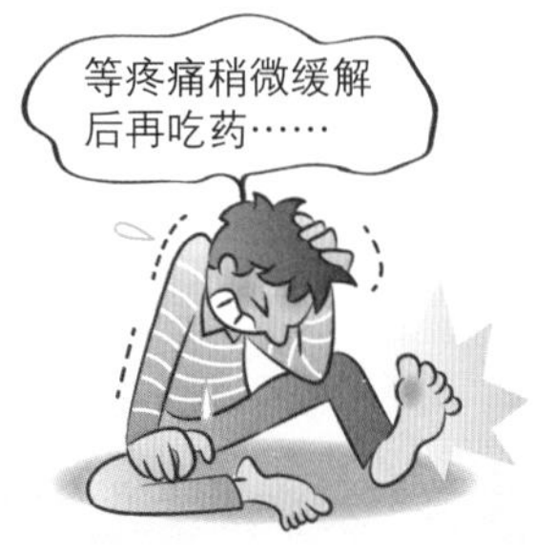

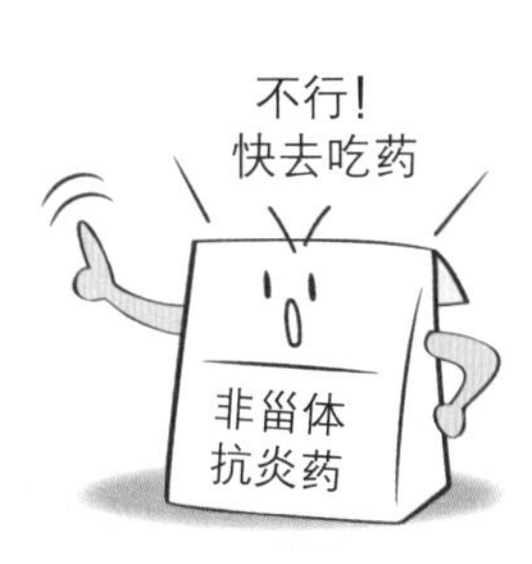

原则·2

痛风发作时，不要服用降尿酸的药物

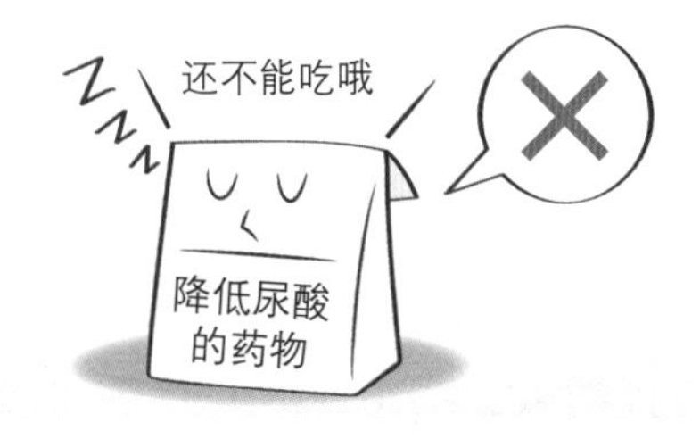

还不能吃哦
降低尿酸的药物

原则·3

疼痛消失后，停止服药

病好了，多谢
再见
非甾体抗炎药

注意

当出现剧烈的疼痛时，再服用非甾体抗炎药的话，就不能充分发挥药效

剧痛患者

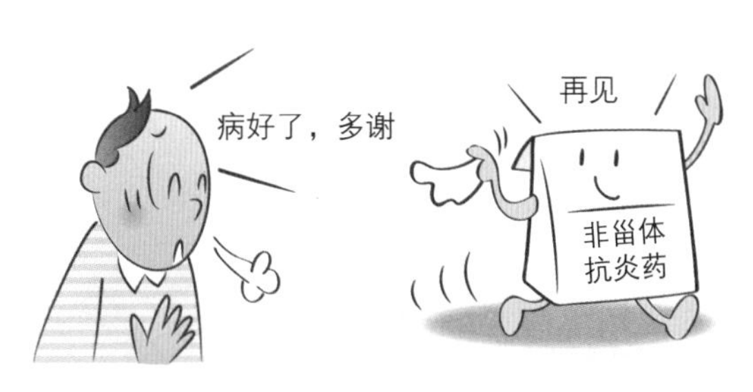

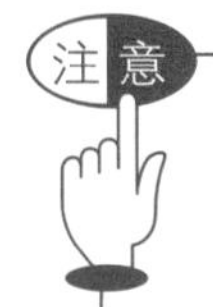

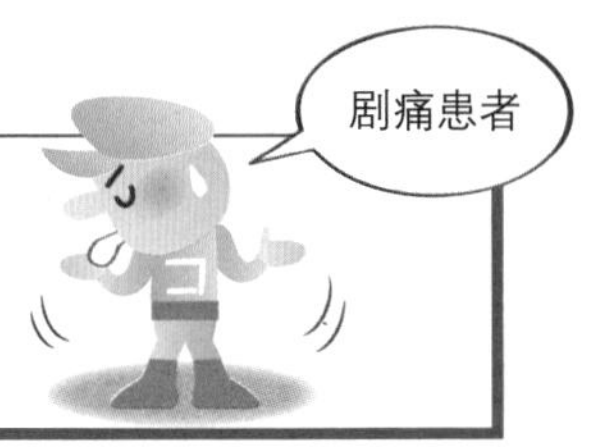

使用降低尿酸的药物时

当治疗大概 2 周时间、痛风发作产生的症状消失时，可以根据患病类型，选择合适的降低尿酸的药物，并开始服用。

前面已经提到过，痛风发作时，如果尿酸值突然降低，会导致病情恶化，且延长治疗时间。降低尿酸的药物分为两类：尿酸生成抑制药和促尿酸排泄药，不论哪一类，都要从小量开始服用。

根据尿酸值慢慢增加服药量，利用 3~6 个月的时间，将尿酸值控制在 6.0mg/dL 以下。

当我们找到将尿酸值维持在 6.0mg/dL 的药量时，可以继续服用。之所以要慢慢增加服药量，是因为如果尿酸值急速下降，会导致痛风发作。

开始服用降低尿酸的药物后，即便慎重调节服药量，治疗开始的 6 个月内，约 40% 的患者也会出现痛风发作或发作的先兆。只不过，患者在服用降低尿酸药物初期时的痛风症状要轻于普通痛风发作时的症状，如果尿酸值稳定下来，就会治愈。服用降低尿酸值的药物时，如果痛风发作或出现发作的先兆，也不要停止服药或减少药量。保持服用的药量，且出现发作先兆时服用秋水仙碱，发作时服用非甾体抗炎药。

在服用降低尿酸的药物时，需要注意以下几点。①服用促进尿酸排泄的药物后，尿液中的尿酸含量增加，容易出现尿路结石。因此，在服用促进尿酸排泄的药物时，为了预防尿路结石，要同时服用尿碱化剂*。②大部分降低尿酸的药物具有增强抗凝血药华法令的抗凝作用。为了预防血栓而服用华法令的患者一定要多注意。

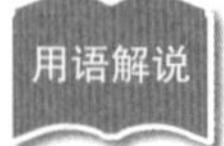

尿碱化剂　将尿液转化为碱性，预防、改善酸性尿液及尿路结石的药物。药物的主要成分为二戊硝酚和柠檬酸钠二水合物。

痛风患者的治疗计划

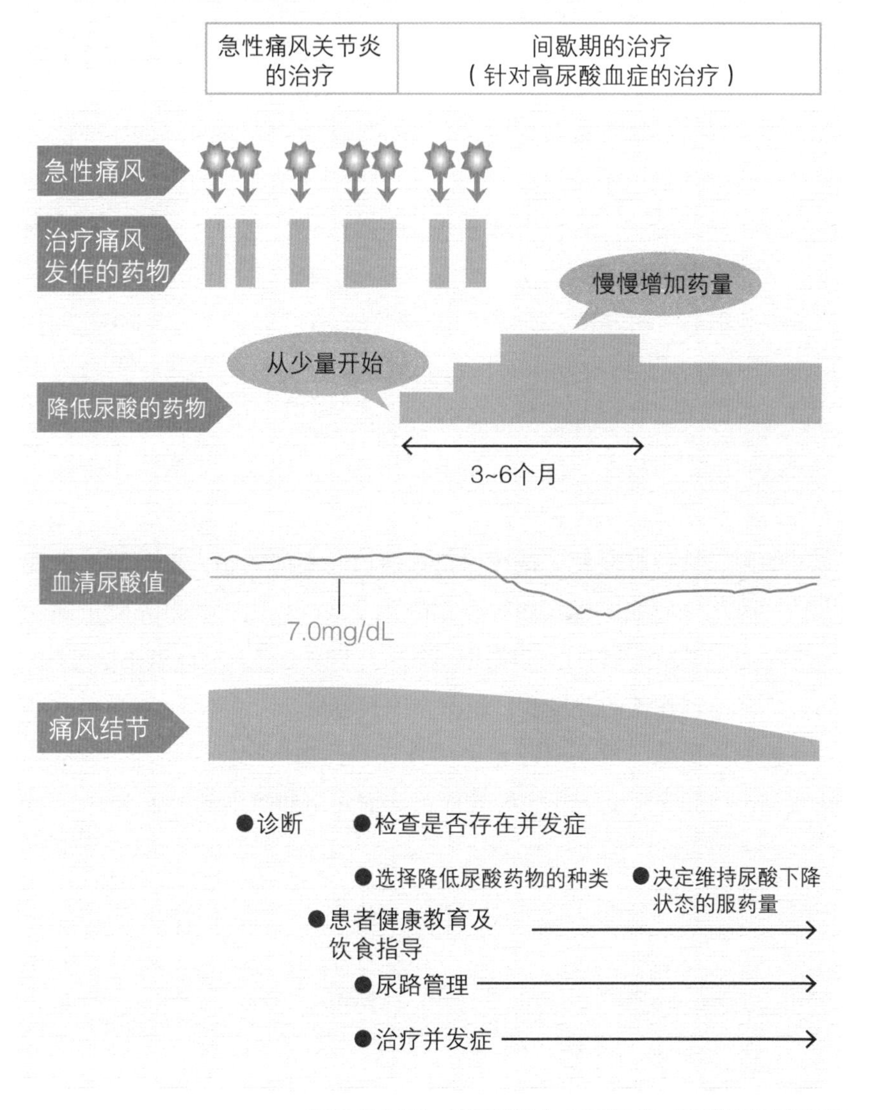

※摘自日本痛风・核酸代谢学会. 高尿酸血症・痛风的治疗指南第2版

预防痛风再次发作的日常心得

改善生活方式和服用药物

为了预防痛风发作与复发，一生都要注意控制好自己的尿酸值。但是，治疗开始，尿酸值稳定，进入终身治疗的阶段后，任何人都容易掉以轻心。确实，改善生活方式、正确服用药物后，大多数患者的尿酸值会恢复到正常的数值。当痛风发作引起的疼痛还记忆犹新时，患者因为担心再次发作，所以会积极配合治疗；但是当病情逐渐稳定，1 年、2 年都没有再次发作时，患病的意识就会变得薄弱，患者难免会以为所患的高尿酸血症和痛风已经治愈。

这时，如果放弃治疗、恢复不规律的生活习惯，尿酸值还会再次上升，病情复发。

即便病情没有复发，持续保持尿酸值升高的状态，也会慢慢出现慢性肾脏病、心脑血管疾病等严重的并发症。反之，如果养成正确的生活习惯，谨遵医嘱，继续服用药物及去医院就诊，痛风就不会复发，而且不会出现痛苦的并发症，也不会缩短寿命。

控制尿酸值，离不开改善生活方式和药物治疗。因此，第 5 章将从饮食、饮酒、运动、压力等方面，详细介绍如何改善生活方式。

第 5 章

高尿酸血症和痛风的治疗中，最重要的是改善生活方式

控制尿酸值离不开改善生活方式。改善高尿酸血症的生活方式时，以饮食治疗为中心，再进行适度的运动，调节压力，来降低尿酸值，预防肥胖。

首先要改变生活习惯

检查是否存在升高尿酸值的生活习惯

诱发高尿酸血症、痛风的主要原因在于不良的生活习惯。因此，在控制尿酸值时，改善生活习惯与药物治疗同等重要，甚至重要程度高于药物治疗。只不过，所有人都不会有意识地提高自己的尿酸值，所以，最重要的是找出自己生活习惯存在的问题。

为了能够找出生活习惯存在的问题，养成更好的生活习惯，一定要养成记录每天的生活和身体状况的习惯。一般情况下，饮食生活与运动习惯是最容易出现问题的环节。对于饮食生活来说，要粗略记录每一餐的内容及饮酒量。至于运动，可以用计数器来记录每天的步数。另外，运动时，也要将运动的时间和内容记录下来。

进行身体管理时，除体重、血压外，对于高尿酸血症患者来说，也要检测尿液的 pH 值。

对于身体健康的人来说，尿液的 pH 值可以维持在 6 左右，呈弱酸性。但是，高尿酸血症患者尿液的 pH 值往往低于 5.5，容易偏酸性。尿酸难以溶解于酸性的尿液中，因此容易产生尿酸结晶。

对于高尿酸血症患者来说，将尿液的 pH 值稳定在 6.0~7.0 的弱酸性状态是最理想的。

使用 pH 试纸可以非常简单地得到尿液的 pH 值，一定要经常检测。

找出生活习惯存在的问题

养成记录自己存在问题的生活习惯

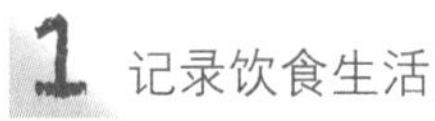

1 记录饮食生活

记录每一餐的内容、饮酒量

2 记录每日的运动量

步数太少

记录每天的步数、运动的内容和时间等

不改善不行

3 记录体重、血压

又长胖了！！

4 记录尿液的pH值

pH试纸
检测尿液的pH值

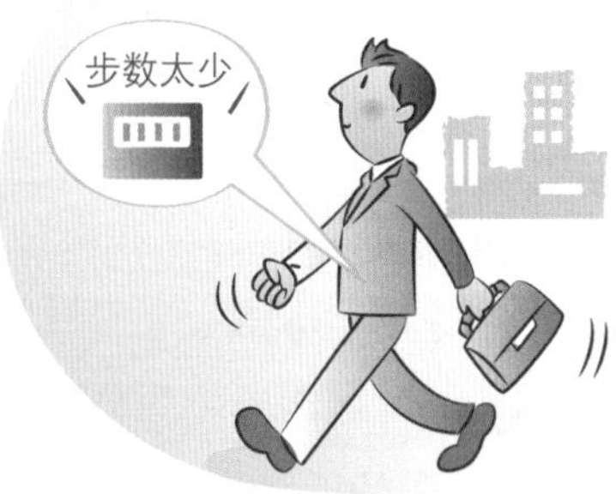

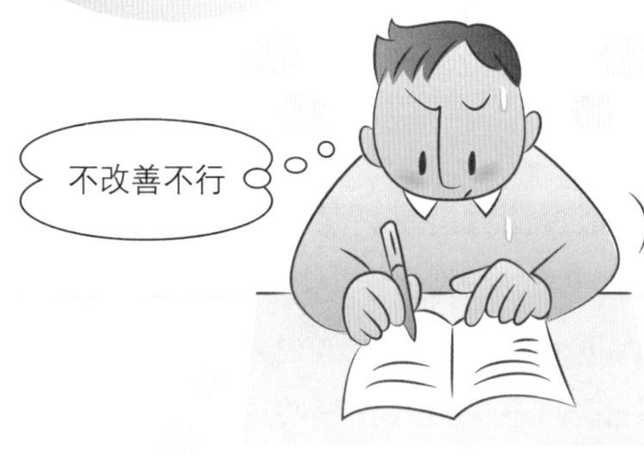

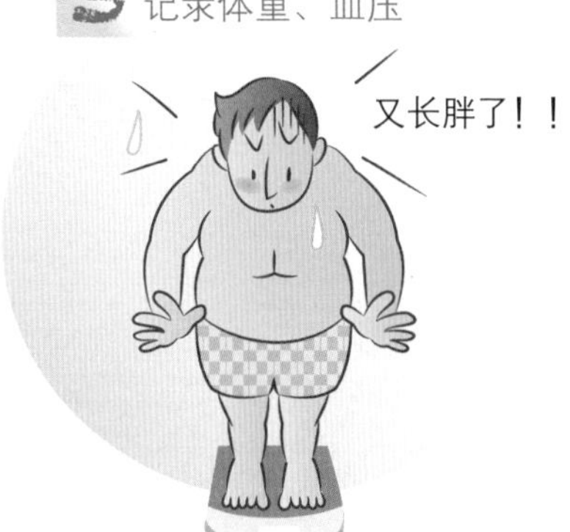

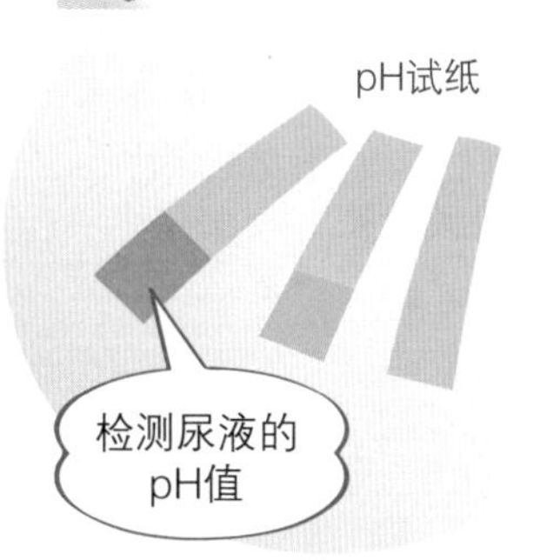

改善生活习惯的要点

患高尿酸血症后，怎样改善日常生活习惯呢？

随着饮食生活的不断欧美化，日本人患高尿酸血症的比例急速增加，且有不断增加的趋势。同时增加的还有肥胖及代谢综合征。前面已经提过，内脏脂肪型肥胖*是诱发高尿酸血症的重要原因之一，伴随内脏脂肪型肥胖的代谢综合征还会使患者动脉硬化恶化，增加患心脑血管疾病的风险。

这时，首先需要改善导致肥胖的生活习惯。出现肥胖的原因在于，从食物摄取的能量高于运动消耗的能量。所以必须改善饮食习惯及运动习惯。但是，患高尿酸血症后，运动过量会导致尿酸值升高，所以必须要注意运动的类型及强度。

至于饮食，需要注意是否饮食过量，是否经常摄入高热量和动物脂肪含量高的食物。如果存在这种情况，就必须改善。

另外，身体肥胖的人，吃饭的时间和方式也可能存在问题。而且，高尿酸血症患者一定要注意，避免摄入含嘌呤过多的食物及过量饮酒等直接导致尿酸值升高的饮食习惯。

除饮食外，压力也会导致尿酸值上升。

综上所述，有许多需要改善的生活习惯。接下来将分别为大家介绍每一个需要注意的事项。

内脏脂肪型肥胖　肥胖的种类之一。比起皮下组织，内脏周围积聚更多的脂肪。

改善造成肥胖的生活习惯

主要有两种需要改善的导致肥胖的生活习惯

1 改善饮食习惯

改善饮食习惯，保持能量摄取与消耗的平衡

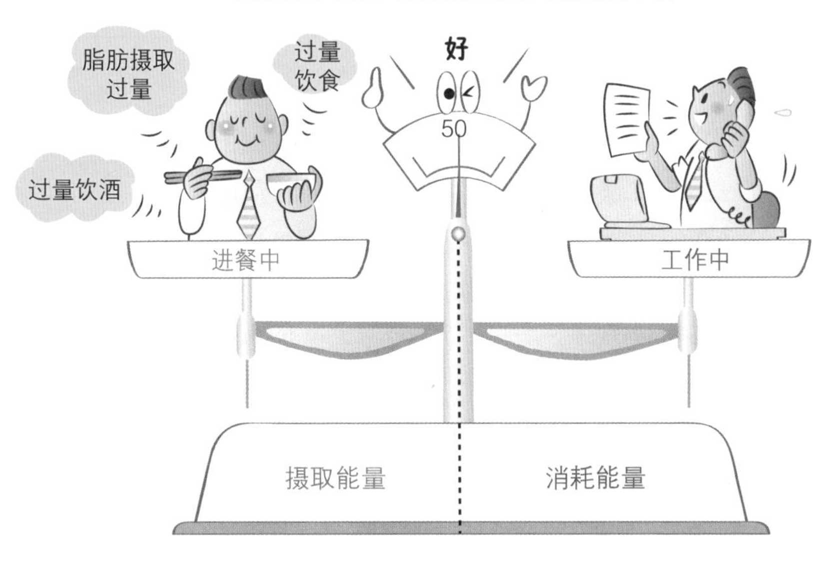

2 多运动

在日常生活中，养成运动的习惯

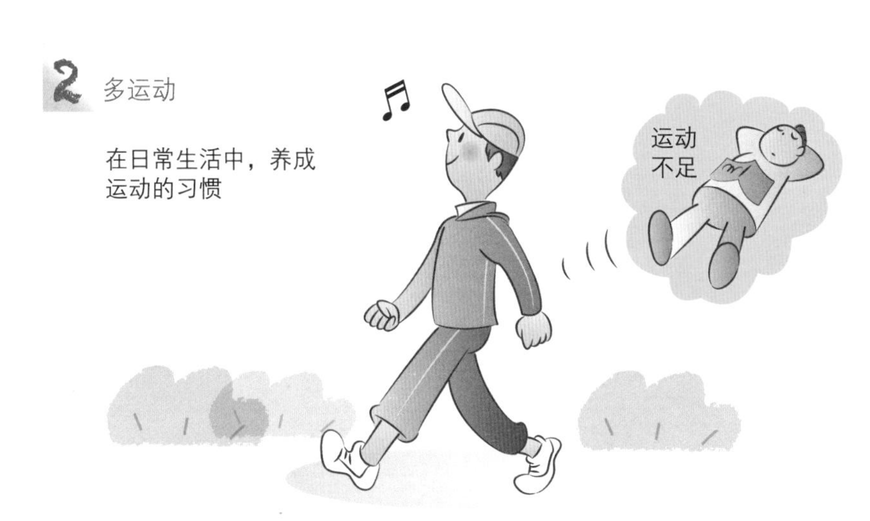

饮食疗法可以发挥很大的作用

养成正确的饮食习惯

高尿酸血症患者在改善生活方式时，最基本的就是预防、改善肥胖，因此饮食疗法可以发挥很大的作用。

在进行饮食疗法之前，首先要注意的就是饮食习惯的混乱。例如，为了减少进食量，很多人会不吃早饭和午饭，这样反而会产生相反的效果。停止进食，延长空腹时间后，人体会出现危机感，从而开始囤积脂肪。也就是说，延长进食间隔，减少进食次数，反而会变为容易发胖的体质。饮食不规律，不吃早饭，吃夜宵多的人一定要养成一日三餐的习惯。

总是进食过量的人，饮食方式可能存在问题。其中最大的问题就是吃饭速度过快。从开始进食到饱腹中枢*开始发挥作用，需要15~20min。进食速度过快的话，在出现饱腹感之前，就已经吃了不少东西，最终导致进食过量。所以吃饭时，一定要细嚼慢咽。

另外，晚上一边喝酒一边吃夜宵对身体也不好。进食时间太长，饱腹中枢也不会发挥作用，导致进食过量。

高尿酸血症患者进食时，注意达到七分饱的状态即可，这在最开始的时候可能比较痛苦。

用语解说

饱腹中枢　是下丘脑的一腹内侧核，负责控制食欲。进食后，血糖值上升，饱腹中枢兴奋，会出现饱腹感，降低食欲。

高尿酸血症及痛风饮食疗法的重点

改善生活方式中，最重要的就是饮食疗法

饮食疗法的4个重点

1 适当摄取能量

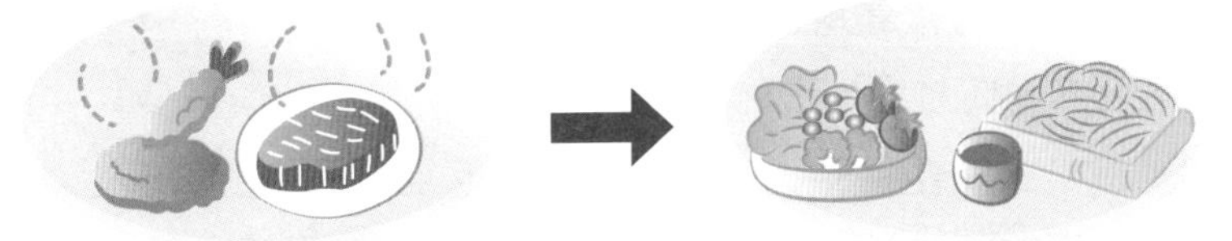

过量饮食・高热量食物　　　七分饱・低热量

2 限制嘌呤的摄取

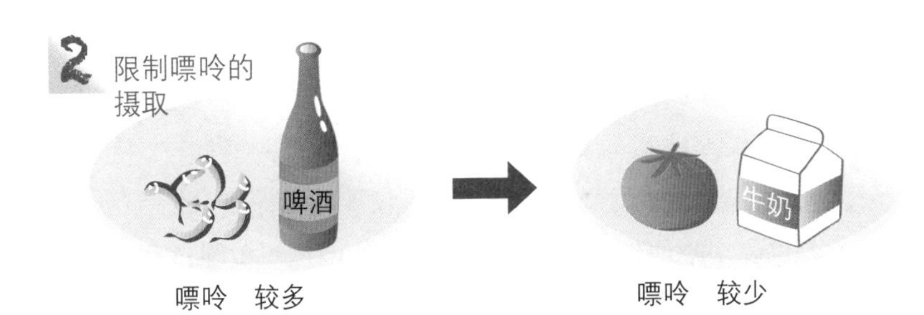

嘌呤　较多　　　嘌呤　较少

3 摄取有利于碱化尿液的食物

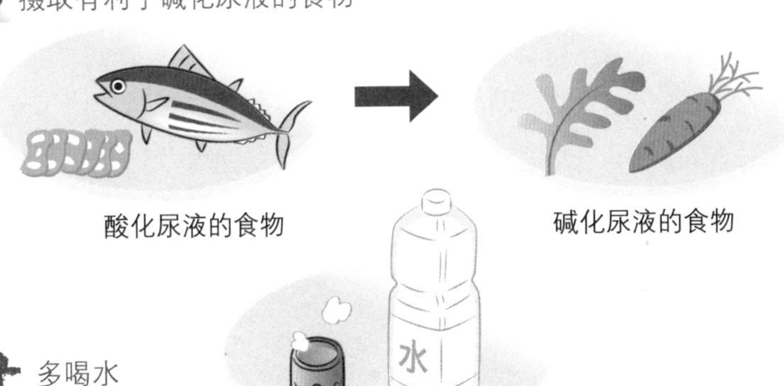

酸化尿液的食物　　　碱化尿液的食物

4 多喝水

注意营养均衡及能量过剩

提起高尿酸血症的饮食疗法，很多人会认为，高尿酸血症不能摄入含有嘌呤的食物。确实，高尿酸血症患者不能过量摄入嘌呤含量过多的食物，但是，进行饮食疗法时，首先应该注意的是，保持营养均衡。所谓营养均衡，就是均衡摄取碳水化合物、蛋白质、脂肪三大营养物质与维生素、矿物质、膳食纤维。

虽然单独计算营养物质比较困难，但是如果均衡摄取主食（以碳水化合物为主），主菜（以蛋白质、脂肪、维生素为主），小菜（以维生素、矿物质、膳食纤维为主），就可以保持营养均衡。

在思考菜单时，不要偏好特定的食物。一般来说，患高尿酸血症和身体肥胖的人肉类等动物脂肪含量较多的食物摄入过多，而蔬菜摄入过少。所以，注意不要挑食，要均衡地摄取每一种食材。特别是，一定要多吃蔬菜。选择蔬菜的种类时，不仅要吃白菜、菜心、萝卜等浅色蔬菜，也要多吃西红柿、胡萝卜、菠菜、南瓜等黄绿色蔬菜*。

另外，也要多吃乳制品。乳制品嘌呤含量较少，蛋白质、钙离子、维生素等营养物质含量较多。在进行饮食疗法时，必须清楚自己的最佳进食量，可以用公式来计算体重指数（BMI）。在最佳进食量范围内保持营养均衡，可以改善身体的肥胖及降低尿酸值。

用语解说

黄绿色蔬菜　每100g可食用的部位中含有600μg以上胡萝卜素的蔬菜。胡萝卜素可以减少体内的活性氧，具有较强的抗氧化作用。

饮食要保持营养均衡

营养不均衡、能量摄取过量都会导致肥胖。除了肉类以外，一定要多吃蔬菜及海藻类食物

小菜
小碗的沙拉等
主菜
主要菜谱
主食
米饭、面包、面食等
其他
汤类、水果、
牛奶等

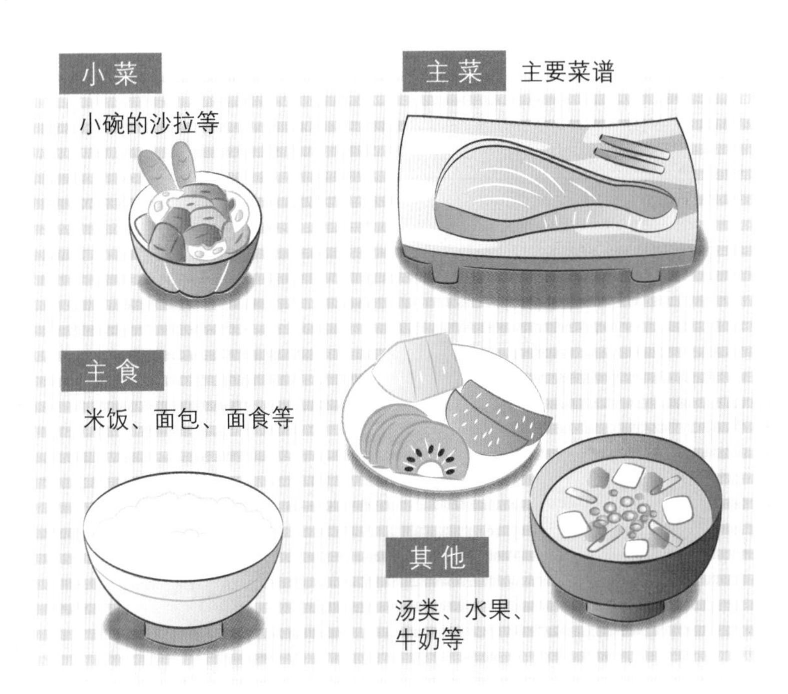

计算自己的最佳进食量

标准体重（kg）=身高（m）×身高（m）×22

每天的标准进食量（kcal）=标准体重（kg）×（30~35）kcal

计算1kg体重需要的能量时：如果从事普通的工作，就×30；如果从事劳动强度较大的工作，就×35

注意含嘌呤的食物

过去，食物中所含的嘌呤被当作诱发高尿酸血症和痛风的元凶，所以患高尿酸血症后，首先要严格限制患者食用含嘌呤的食物。但是，现在，并不需要谈嘌呤色变了。

作为尿酸的原料，嘌呤大多由细胞新陈代谢和运动在体内生成，从食物中摄取的嘌呤一般不会超过体内嘌呤的2%，对尿酸值的影响并不大。日常生活中，我们吃的大部分食物中都含有嘌呤。如果过于在意嘌呤，就容易营养不良，所以一定要保持营养均衡。

只不过，一定不要过量摄取嘌呤。每100g中所含嘌呤超过200mg的食物，就属于高嘌呤食物，每天持续摄入高嘌呤食物的话，会对尿酸值产生影响。另外，有一些高尿酸血症患者因为过量摄取高嘌呤食物，从而导致尿酸值变高。对于这些患者来说，一定要限制嘌呤的摄入。

高尿酸血症患者在进行饮食疗法时，每天摄取的嘌呤应该控制在400mg以下。虽然没有完全不能吃的食物，但是要尽量避免肝脏、鲣鱼、沙丁鱼等嘌呤含量较高的食物。

因为嘌呤易溶于水，所以要少喝嘌呤含量较多的肉汤和鱼汤。另外，为了避免嘌呤摄入过量，不要喝火锅和拉面的汤。

嘌呤含量较多的食物和较少的食物

每100g食物中嘌呤的含量

极多	300mg以上	鸡肝、沙丁鱼干、鲈鱼鱼白、酒蒸老头鱼肝
较多	200~300mg	猪肝、牛肝、鲣鱼、沙丁鱼、龙虾、竹荚鱼干、秋刀鱼干
较少	50~100mg	鳗鱼、西太公鱼、猪里脊、猪五花肉、牛里脊、牛舌、羊肉、火腿、压制的火腿、培根、金枪鱼、菠菜、花椰菜
极少	少于50mg	牛肉罐头、鱼肉香肠、鱼糕、烤鱼糕、炸红薯、腌鱼卵、咸大麻哈鱼子、腊肠、豆腐、牛奶、奶酪、黄油、鸡蛋、玉米、土豆、白薯、米饭、面包、乌冬面、荞麦面、水果、卷心菜、西红柿、胡萝卜、白萝卜、白菜、海藻类食品

※摘自日本痛风·核酸代谢学会.高尿酸血症·痛风的治疗指南第2版

注意果糖的摄入量

各位知道吗？过量摄取果糖也会导致尿酸值上升。

糖类的甜味成分中，有一个分子的单糖和两个单糖分子构成的双糖。在单糖中，具有代表性的是果糖和葡萄糖。双糖的代表是砂糖，由果糖和葡萄糖结合而成。

单糖不能继续分解，是最小单位的糖类，因此能够被快速吸收。当葡萄糖被吸收时，进入血液中作为能量。但是果糖吸收后不会进入血液，大部分被肝脏代谢。这时，会消耗大量的 ATP。

和第 2 章讲过的一样，急速消耗大量 ATP 时，会被分解为嘌呤，进而产生尿酸。也就是说，过量摄取果糖后，体内就会生成大量尿酸，且会对从食物中摄取的嘌呤含量产生影响。

果糖不会像葡萄糖一样，迅速被当作能量使用，而是会促进中性脂肪的合成，所以如果果糖摄取过多，还会导致肥胖和代谢综合征。

除水果和蜂蜜中，饮料和点心中也含有大量液体葡萄糖果糖和液体果糖葡萄糖。虽然应该严格控制含糖饮料和点心的摄入，但是作为维生素和矿物质的来源，水果也是十分重要的。建议每日摄入 80~100kcal 水果或鲜榨果汁。

很多食物中都含有果糖

饮料、点心等食物中含有大量的果糖，下面我们一起确认一下包装袋上的配料表

含有大量果糖的食物

●水果

●果汁
（纯果汁）

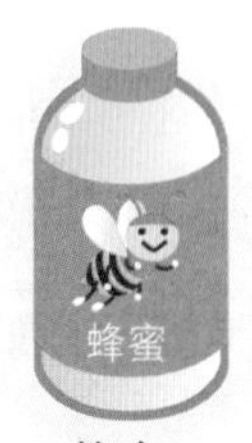

● 蜂蜜

●饮料

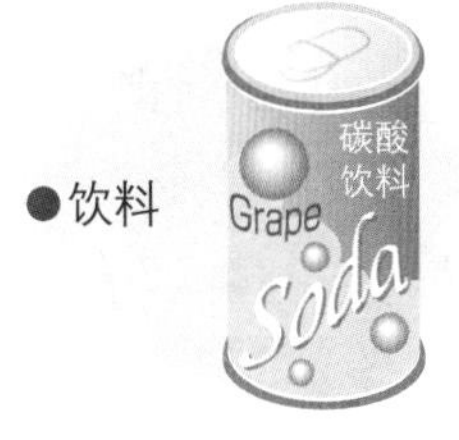

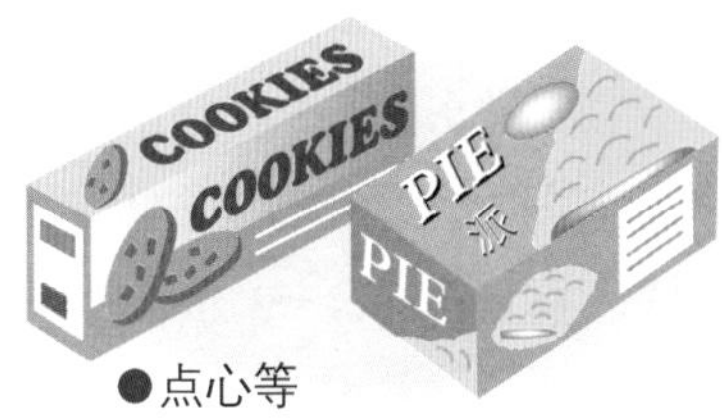

●点心等

一起来确认配料表吧

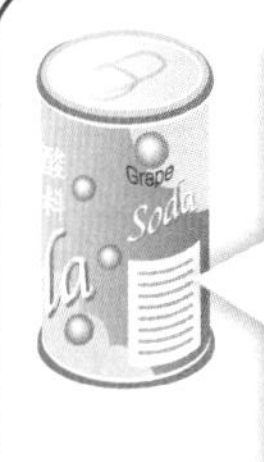

●名称 碳酸饮料●原料糖类（液体果糖葡萄糖，砂糖）、香料、酸化剂●容量 350mL●保质期 见底部●贮存方法避免高温及阳光直射保存

●砂糖=葡萄糖+果糖

●液体葡萄糖果糖=果糖含量不足50%

●液体果糖葡萄糖=果糖含量50%~90%

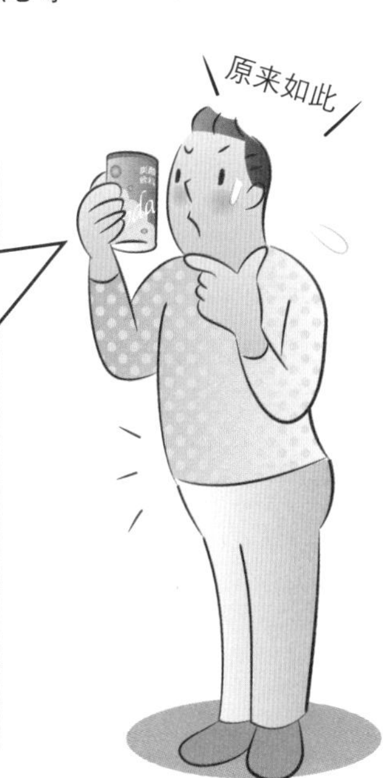

积极摄入有利于碱化尿液的食物

对于高尿酸血症及痛风患者来说，尿液容易偏酸性。尿液偏酸性后，尿酸难以溶于尿液，极易生成尿酸结晶。而且，极易患尿路结石。因为尿液的酸性程度易受饮食的影响，所以对于高尿酸血症及痛风患者来说，要尽量少吃使尿液酸化的食物，多吃能够使尿液碱化的食物。

使尿液呈酸性的食物主要有肉类、鱼类、酒精等。能够使尿液碱化的食物主要包括蔬菜、菌类及海藻类食品。因为蔬菜及海藻类食物中含有大量水分，所以会增加排尿量，也有增加尿酸排泄的作用。而且，蔬菜及海藻类食物中含有大量的维生素、矿物质及膳食纤维，热量较低，建议多吃。也可以多吃煮菜和炒菜，但是要尽量少放盐和油。

虽然水果也可以碱化尿液，但是水果中含有大量的果糖。像前面提到的那样，过量摄取果糖会导致尿酸值上升，增加中性脂肪，所以要注意摄取量。

虽然尿液碱化十分重要，但是如果尿液过于偏碱性，也会出现问题。尿液碱性过强，容易出现磷酸钙结石及其他结石。因此，要将尿液的 pH 值保持在 6.0~7.0 的弱酸性状态。

碱化尿液可以预防尿酸值升高

饮食会影响尿液的酸碱性。积极摄取碱化尿液的食物，有利于防止尿液酸化

使尿液碱化和酸化的食物

使尿液碱化的食物	碱化程度	酸化程度	使尿液酸化的食物
羊栖菜、裙带菜	高		鸡蛋、猪肉、青花鱼
海带、干香菇、大豆			牛肉、花蛤
菠菜、牛蒡			鸡肉、鲣鱼
红薯、胡萝卜			精制大米、鲕鱼
香蕉、芋头			金枪鱼、秋刀鱼
卷心菜、蜜瓜			鲹鱼、梭子鱼
白萝卜、心里美、茄子			沙丁鱼、鲽鱼
土豆、西柚			鳗鱼、对虾
龙须菜	低		马鲛鱼、龙虾

此表参考细谷龙男的高尿酸血症、痛风及障碍、尿路结石的新概念及治疗制作而成

注 尿液呈酸性后，容易产生尿酸结晶

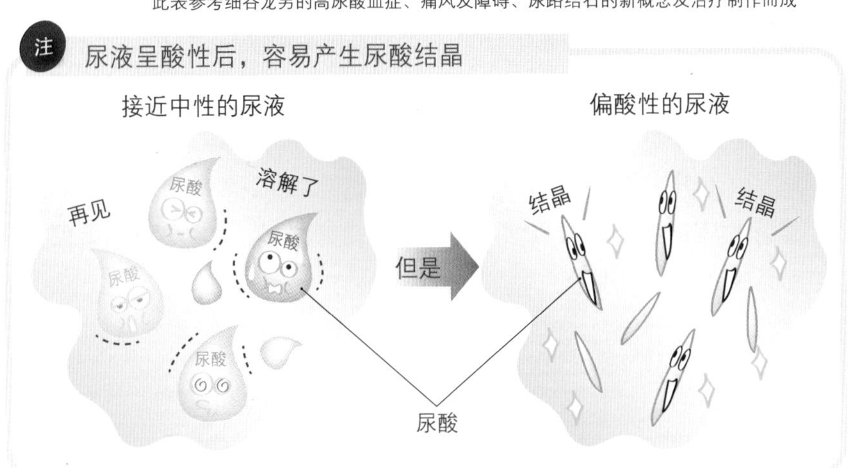

补充足够的水分

治疗高尿酸血症和痛风时，为了使尿酸能够顺利排出体外，需要增加排尿量。

排尿量减少后，尿酸的排泄量相对减少，不利于降低体内的尿酸值。另外，排尿量减少后，尿酸难以溶解，极易产生结晶及尿路结石。

身体健康的人每日平均排尿量为1~1.5L。然而，患高尿酸血症和痛风后，为了降低尿液中的尿酸浓度，要尽可能增加排尿量，每日的排尿量要尽可能维持在2L左右。

那么，为了达到每日2L的排尿量，需要补充多少水分呢？简单来说，必须补充2L以上的水分，那是因为补充的水分不可能全部转化为尿液排出体外。特别是夏季天气炎热及运动时，机体会产生大量的汗液，如果不补充更多的水分，那么排尿量就不可能达到2L。

只不过，不仅仅可以依靠水和茶来补充水分，进食的过程中也可以补充水分。因此，每天要尽量饮用1.5L以上的水。

最适合用来补充水分的饮品是水和茶。酒精会促进尿酸的合成，且阻碍其排泄，所以饮酒后即便排尿量增加，尿酸排泄量也不会增加。

不管是含糖量较高的饮料，还是果糖含量较高的果汁，都会导致尿酸值上升、增加体内中性脂肪，因此不适合高尿酸血症及痛风患者用来补充水分。可以多喝水、绿茶、乌龙茶、大麦茶、无糖的红茶等饮品来补充水分。

补充水分的要点

一定要多喝水

每天饮用1.5L以上

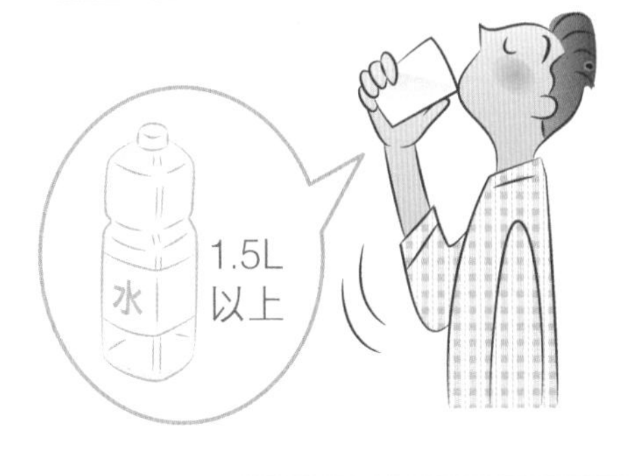

还可以饮用无糖饮料

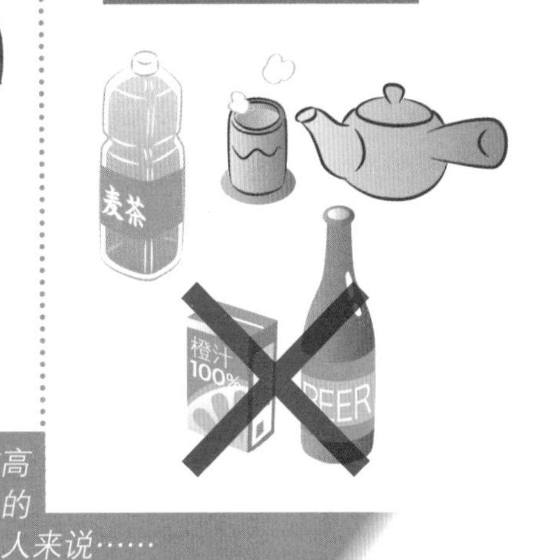

对于尿酸值较高的人来说……

出汗较多时

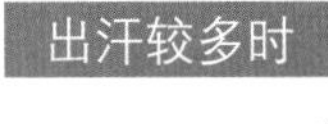

运动后

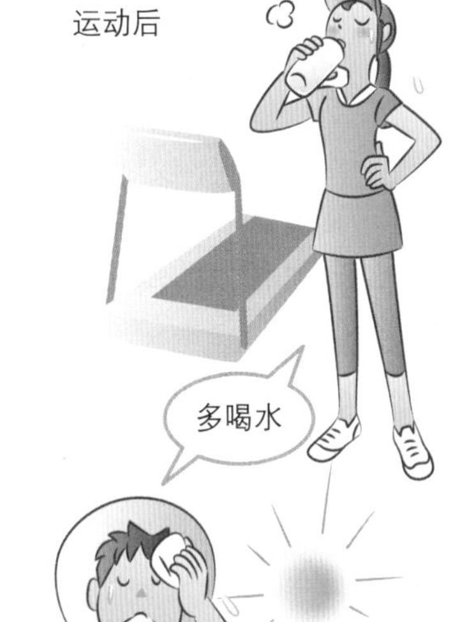

天气炎热的时候

清晨、白天、晚上都要勤喝水

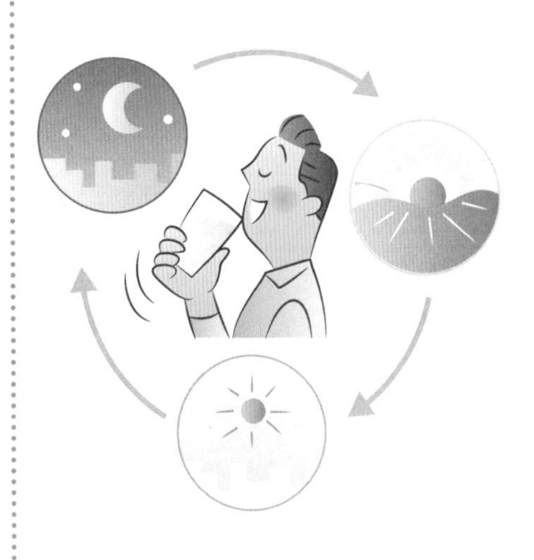

饮酒要适量

对于生活习惯诱发的高尿酸血症来说，控制饮酒有利于缓解病情。

酒精导致体内尿酸值上升的原因有很多。首先，酒精可以促进尿酸的原料腺嘌呤核苷三磷酸（ATP）的分解，从而促进尿酸的生成。其次，酒精在肝脏分解时产生的乳酸，有阻碍尿酸排泄的作用。再次，酒精本身就是一种高热量的物质，所以过量饮酒会导致体内热量超标，诱发肥胖和代谢综合征。另外，酒精本身所含嘌呤的影响也不容小觑。也就是说，过量饮酒对于高尿酸血症和痛风患者来说，有百害而无一利。

过去，提起痛风的元凶，大家都觉得是含大量嘌呤的啤酒。确实，在酒精饮品中，啤酒所含的嘌呤高于其他饮品，所以很多人误以为，可以饮用嘌呤含量相对较少的酒类。然而，这种想法是错误的。就像前面提到的那样，嘌呤的影响只有一小部分，酒精本身导致尿酸值升高的原因有很多。

虽说为了降低体内的尿酸值，要尽可能戒酒，但是酒精具有可以缓解压力的良性作用。另外，有研究指出，红酒一般不会导致尿酸值升高。对于喜欢饮酒的人来说，要遵守每日适量饮酒，且每周有 2d 休肝日* 完全不饮酒的规则。

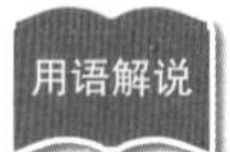

休肝日　对于每天都有饮酒习惯的人来说，为了减轻肝脏的负担，设置的不饮酒日。

严格遵守适量饮酒的规则

酒精可导致尿酸值上升，所以要适量饮酒

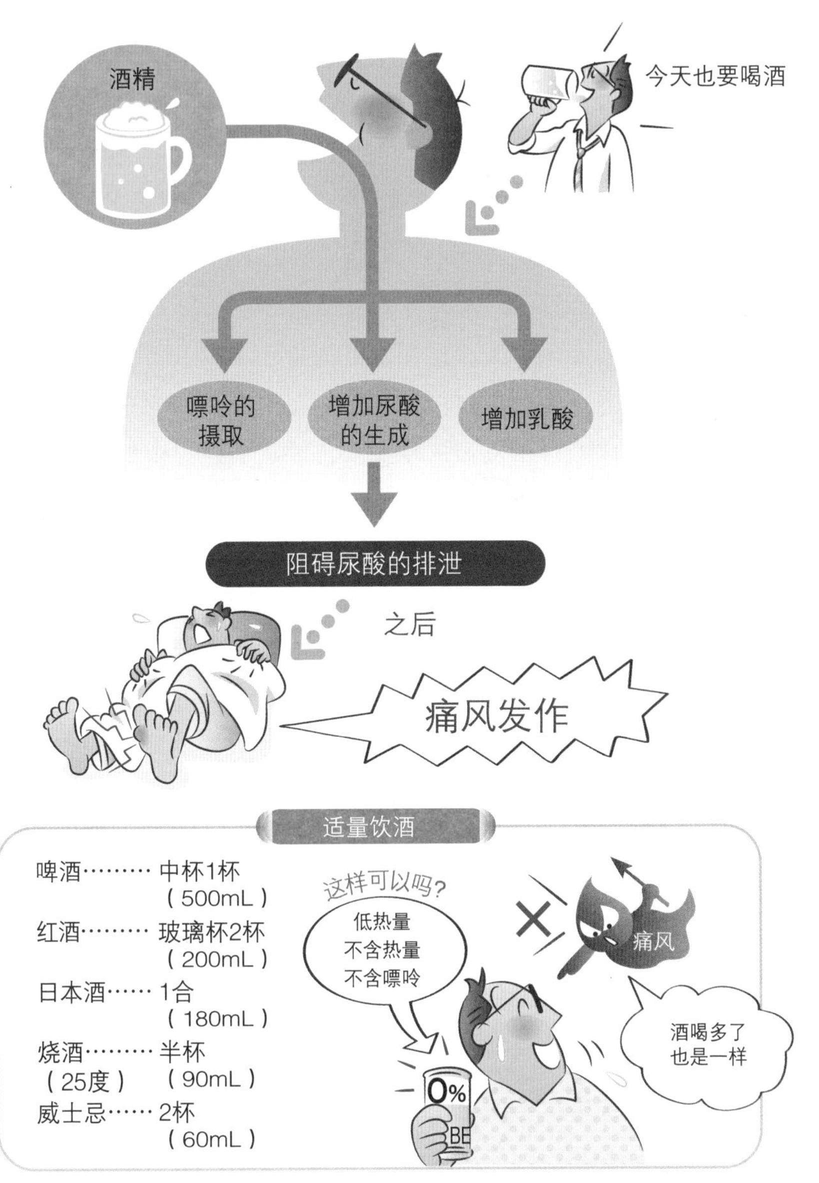

控制盐分

容易和高尿酸血症并发的疾病之一就是高血压。患高血压后，血管容易受到压力的损伤，加速动脉硬化。虽然动脉硬化是造成心脑血管疾病最大的原因，但是动脉硬化的弊端不仅仅是这样。肾脏内部较细的血管一旦出现动脉硬化，就会对肾功能产生影响，降低尿酸的排泄能力。因此，高血压也会导致尿酸值上升。

为了预防高血压，必须控制盐分的摄入。日本厚生劳动省发布的预防高血压白皮书显示，成年男性每天的盐分摄取量应该控制在8g以下，成年女性应该控制在7g以下。只不过，这是针对身体健康的人设定的目标。日本高血压学会建议，高血压、慢性肾脏病、糖尿病患者应该将每天的盐分摄取量控制在6g以下。所以，高尿酸血症和痛风患者也要将每天摄取的盐分控制在6g以下。

患高尿酸血症和痛风的人，有喜欢口味较重食物的倾向。如果降低食物的盐分，可能会感到不适。对于这些人来说，首先要改掉给腌菜和拌菜等已经调好味道的食物再加盐或酱油的习惯。如果必须再加调味才能吃下去的话，就要慢慢减少用盐量。另外，还可以多吃富含钾的蔬菜，以促进钠的排泄。

提到减少盐分摄入，很多人会误以为只要减少食盐、酱油、味增等咸口调料即可，但是火腿、培根、鱼糕、关东煮、腌菜等加工食品中也含有大量的盐分，所以一定要注意。另外，重口味食物容易下饭，所以可能会诱发肥胖。

制作低盐又美味的食物的窍门

只要下功夫，减少盐分也可以做出美味的料理

1 用佐料和香料

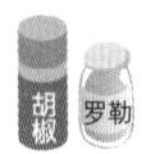

2 可以增加酸味

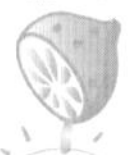

3 只做一道重口味的菜，其他菜品不放盐或少放盐，享受食物本身的味道

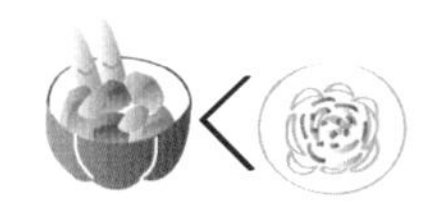

4 使用紫苏、香芹等香味较足的蔬菜以及芝麻、核桃等种子类食物来提升菜品的浓度和风味

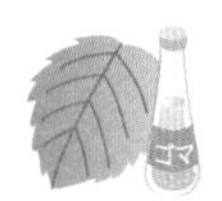

5 用高汤来调味

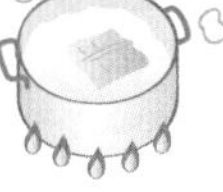

调料、加工食品所含的盐分

食品名称	食盐量
1小勺食盐（6g）	5.9 g
1大勺重口酱油（17g）	2.5 g
1大勺淡口酱油（17g）	2.7 g
1大勺味增（米味增或淡色辣味增）（18g）	2.2 g
1大勺英国辣酱（17g）	1.4 g
1大勺番茄酱（18g）	0.5 g
1大勺美乃滋（14g）	0.3 g
1块烤鱼糕（100g）	2.1 g
1块鱼糕（10g）	0.3 g
1个里脊火腿（15g）	0.4 g
1块腊肉（18g）	0.4 g
1碟腌鲑鱼（80g）	1.4 g
1条盐烤竹荚鱼（90g）	1.9 g
海带关东煮（10g）	0.7 g
1盘腌萝卜（10g）	0.3 g
1个梅干（10g）	2.2 g

根据日本食品标准成分表2010年版

脂肪的选择方法

脂肪、蛋白质及碳水化合物是体内的三大营养物质。脂肪是一种对身体必不可少的营养物质，但是脂肪摄取过多会导致肥胖和血脂异常，加速动脉硬化，增加患心脑血管疾病的风险。所以，一定不要摄取过多的脂肪。另外，摄取脂肪时，一定要注意对脂肪的选择。

脂肪的种类很多，有对身体较好的脂肪和不能过量摄取的脂肪。

构成脂肪的脂肪酸分为饱和脂肪酸和不饱和脂肪酸。不饱和脂肪酸又分为单不饱和脂肪酸和多不饱和脂肪酸。而多不饱和脂肪酸又分为 Ω-3 和 Ω-6 系多不饱和脂肪酸。其中，肉类的脂肪及黄油等动物脂肪中含有大量的饱和脂肪酸，会增加体内的胆固醇和中性脂肪，所以最好不要摄入过多。而不饱和脂肪酸可以降低血液中胆固醇的含量，而且在降低恶性胆固醇的同时，不会减少良性胆固醇的含量。其中，Ω-3 不饱和脂肪酸具有增加良性胆固醇、降低恶性胆固醇的作用，建议大家积极摄取。虽然 Ω-6 不饱和脂肪酸也可以降低胆固醇含量，但是过量摄取会导致良性胆固醇的含量下降，一定要注意。

关于脂肪的选择方法，可以多吃青鱼等富含二十二碳六烯酸（DHA）和二十碳五烯酸（EPA）的鱼类，橄榄油和菜籽油等富含油酸的食用油，以及芝麻油等富含 α 氨基酸的凉拌油。不要摄入过多的动物脂肪，以及红花籽油及玉米油等富含亚油酸的食用油。

脂肪酸的种类和脂肪的选择方法

脂肪是人体必需的营养物质之一，了解每一种食物中所含的脂肪酸的种类，从而选择食物

<table>
<tr><th colspan="3">分类</th><th>主要的脂肪酸</th><th>含量较多的食物</th></tr>
<tr><td colspan="3">饱和脂肪酸</td><td>十二烷酸
十四酸
十六酸
十八酸</td><td>猪油、牛油、黄油等动物脂肪，糖油，棕榈油等</td></tr>
<tr><td rowspan="7">不饱和脂肪酸</td><td colspan="2">单不饱和脂肪酸（Ω-9）</td><td>油酸</td><td>橄榄油、菜籽油、色拉油等</td></tr>
<tr><td rowspan="6">多不饱和脂肪酸</td><td rowspan="3">Ω-6系</td><td>γ-亚油酸</td><td>红花籽油、葵花籽油、棉籽油、芝麻油、玉米油、核桃等</td></tr>
<tr><td>γ-亚油酸</td><td>月见草油、母乳等</td></tr>
<tr><td>花生四烯酸</td><td>肝脏、蛋清、海螺、鲍鱼、龙虾等</td></tr>
<tr><td rowspan="3">Ω-3系</td><td>α-亚油酸</td><td>芝麻油、亚麻籽油等</td></tr>
<tr><td>DHA</td><td>金枪鱼、养殖真鲷、养殖鰤鱼、鰤鱼、青花鱼、秋刀鱼、鳗鱼等</td></tr>
<tr><td>EPA</td><td>金枪鱼脂肪、养殖真鲷、养殖鰤鱼、鰤鱼、青花鱼、秋刀鱼、鳗鱼等</td></tr>
</table>

保持脂肪均衡

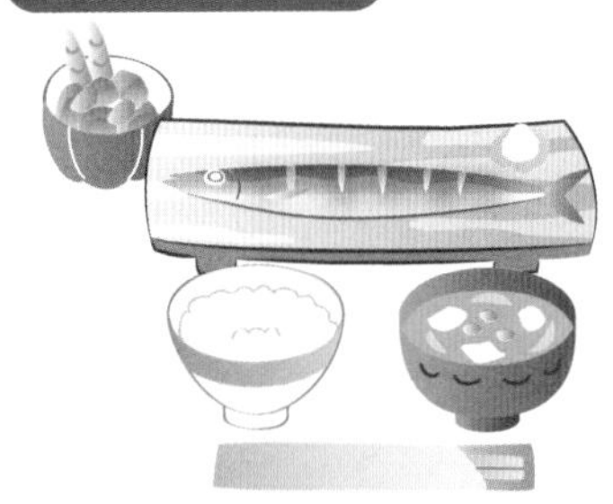

- 烹饪时使用橄榄油和菜籽油
- 每天吃鱼
- 选择瘦肉或没有皮的鸡肉等，食用脂肪含量低的肉类

减少脂肪的摄取

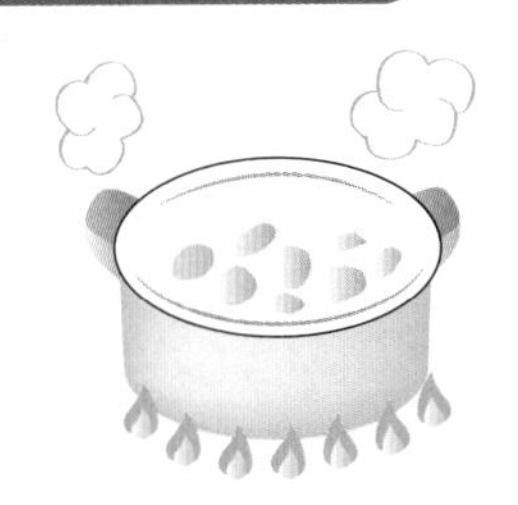

- 使用紫苏和香芹来代替油脂提味
- 脂肪含量高的食材先用热水焯一下
- 少食炸、炒食物，多吃蒸、煮菜
- 烹饪前去除脂肪和皮

在外就餐时，菜单的选择方法

很多工作较忙的商务人士和独居人士在外面吃午饭和晚饭。在外就餐时，不少人只看重味道和份量，因此极易摄入过量的热量和盐分，而蔬菜的摄取量严重不足。而且，盖饭和面食容易导致碳水化合物摄取过量，除蔬菜外，也会缺少三大营养物质中的蛋白质。

保持营养均衡，是饮食疗法的基本。在外就餐次数较多的人，必须清楚它的缺点。需要注意的就是，比起盖饭和面食，更应该选择定食和套餐。那是因为定食和套餐内包含主食、菜品、小菜和汤。菜单多的话，食物的种类也多，比较容易达到营养均衡。但是，乌冬面套餐、炸猪排盖饭套餐、拉面炒饭套餐没有任何意义，而且炸猪排套餐和汉堡肉套餐热量较高，不推荐选择。

选择定食时，可以选择烤鱼定食和刺身定食等低热量定食。另外，如果蔬菜很少的话，建议加一份蔬菜。如果单点比较困难，可以在饭后喝一杯蔬菜果汁或番茄汁。另外，如果菜品份量较足，可以剩下少量饭。点餐时，可以点小份的米饭。

在外就餐的主要菜品所含的热量

有的餐馆会在菜单上注明热量。
可以用来参考（以下表为例）

秋刀鱼定食	650kcal
刺身定食	600kcal
炸猪肉定食	800kcal
天妇罗定食	830kcal
寿司定食	440kcal
猪排盖饭	900kcal
天妇罗盖饭	600kcal
牛肉盖饭	650kcal
酱油拉面	500kcal
荞麦面	280kcal
咖喱饭	700kcal
肉酱意大利面	650kcal

点餐的
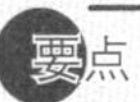

点

- 比起盖饭和面食，选择定食和套餐比较好
- 比起肉类和油炸类食物，多吃鱼类
- 加一份蔬菜
- 饭后少喝咖啡，多喝蔬菜汁和番茄汁
- 选择小份米饭
- 如果菜量太多，可以剩下少量饭

通过运动来预防肥胖

适量运动有利于预防肥胖和高尿酸血症

为了预防肥胖和降低尿酸值，在进行饮食疗法的同时，还要养成适量运动的习惯。

适量的运动不仅可以减少体内的脂肪，还有利于软化血管、保持血流通畅、增加良性胆固醇、降低胰岛素抵抗* 等。另外，适量运动还有预防高血压、糖尿病、血脂异常等生活方式疾病的效果。对于高尿酸血症和痛风患者来说，适量的运动还可以预防痛风并发症。但是，过量运动会导致尿酸值上升，一定要多注意。

对于从来没有运动习惯的人来说，突然开始慢跑、踢足球、打网球、举重等使呼吸急促的剧烈运动，会促进体内尿酸的合成，导致体内尿酸急速上升，诱发痛风。另外，剧烈的运动会导致血液中乳酸生成增多，阻碍肾脏排泄尿酸，从而导致体内尿酸含量增加。而且运动时出汗过多，导致体内水分流失、血液浓缩、尿酸值升高的同时，极易产生尿酸结晶。

对于高尿酸血症和痛风患者来说，运动要适度。没有运动习惯的人可以从轻度的运动开始，慢慢增加运动的强度。一定要避免进行大运动量的剧烈运动。

用语解说　胰岛素抵抗　机体感知胰岛素的能力下降，胰岛素无法正常发挥作用的状态。

运动对身体的作用

运动可以预防肥胖和高尿酸血症，但是运动方式不合适，可能会产生反效果，一定要多注意

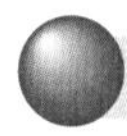

适量运动的作用

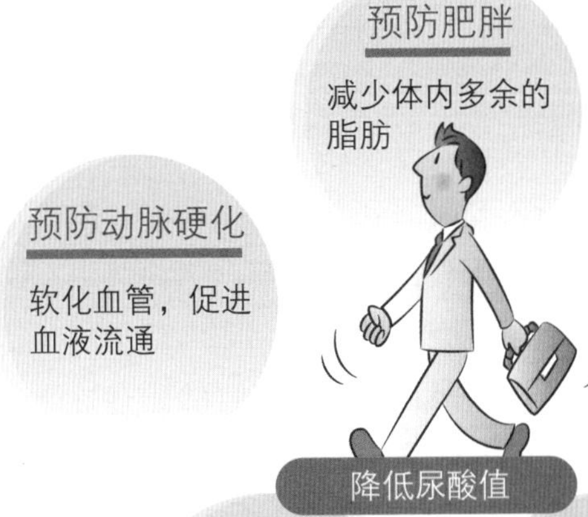

预防肥胖

减少体内多余的脂肪

预防动脉硬化

软化血管，促进血液流通

预防高血压

防止血压上升

降低尿酸值

预防糖尿病

降低胰岛素抵抗

预防血脂异常

增加良性胆固醇

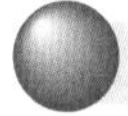

剧烈运动的反作用

促进体内尿酸的合成

抑制肾脏排泄尿酸

大量出汗使血液浓缩，提高尿酸值

剧烈运动会产生相反的效果，建议从轻度运动开始

轻度的有氧运动最佳

什么运动适合高尿酸血症患者呢？

运动大致可以分为两类：有氧运动和无氧运动。有氧运动指在吸入大量氧气的同时继续运动，而无氧运动则是指短跑和举重等需要爆发力的运动。

从运动的种类来说，有氧运动比较适合高尿酸血症患者，其中比较推荐的就是步行。步行不受时间和地点的限制，不需要同伴和器材，谁都可以轻松地开始。而且，可以根据自己的节奏，保证自己的安全。

在其他有氧运动中，可以按照自己节奏进行的还有游泳、骑行和散步。另外，慢跑、打网球和打高尔夫球负担也较小。其中最重要的是，要选择能够自己控制强度的运动。

对于高尿酸血症患者来说，如果超过最大耗氧量*的60%，就会导致尿酸暂时上升。而达到最大耗氧量40%的轻度运动，一般不会对尿酸值产生影响。慢走的强度可以控制在能够和同伴聊天的程度，如果觉得聊天稍微有一点困难，就可以降低速度，控制运动的强度。

运动时间可以从每天进行半小时开始，习惯后慢慢延长时间。尽可能每天或每周运动3~4次。为了能够长时间运动，一定要选择痛苦较小、保持愉快心情的运动。

用语解说　最大耗氧量　在1min内，体内吸入的最大氧气量。最大耗氧量是判断全身持久能力的指标。

推荐的有氧运动和运动强度

进行适合自己的运动

推荐的有氧运动

- 步行
- 游泳
- 水中慢走
- 骑行
- 慢跑
- 体操
- 散步
- 打网球（轻度）

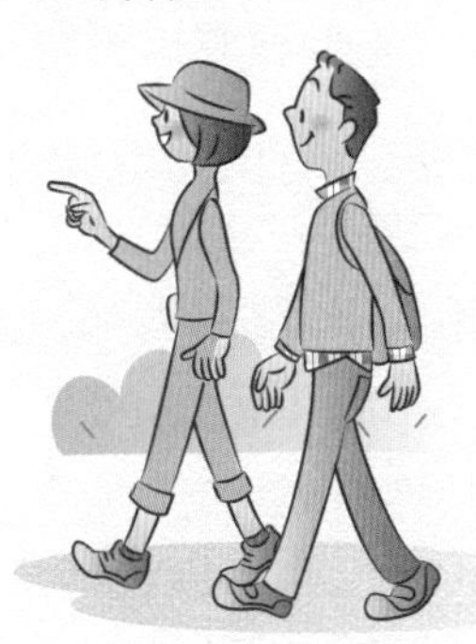

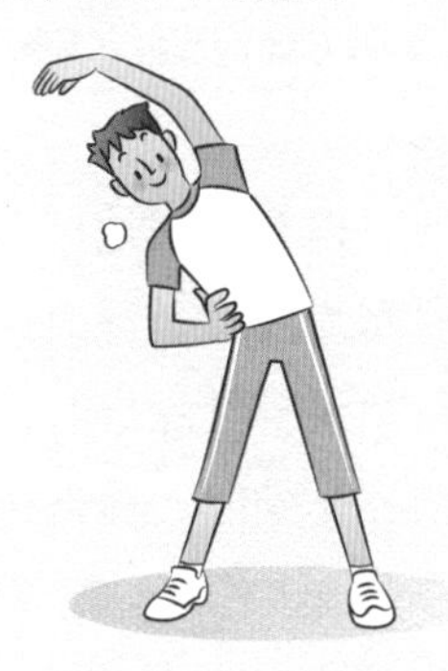

利用脉搏数来检测运动强度

运动3~4min，随后测量15s脉搏次数。得出的结果乘以4就是1min的脉搏数

达到最大耗氧量40%的脉搏数

年龄（岁）	脉搏数（1min内）
30~39	110次
40~49	105次
50~59	100次
60~69	100次

利用日常活动增加运动量的诀窍

理想状态下，尽量每天都要做运动。但是，如果工作繁忙，则很难抽出时间运动。尽管如此，也不要放弃运动。

我们每天都要进行日常活动。除运动以外，工作和家务劳动也会消耗一定的能量。如果能够增加日常生活活动对能量的消耗，就可以弥补没有时间运动带来的损失。例如，不使用电梯选择走楼梯，提前一站下车后步行到目的地，去稍远一点的便利店买东西等都是可以做到的。

而且，还可以有意识地试着做以下运动。

• 乘坐电车需要抓吊环时，脚尖着地，用力抓住吊环。

• 在人行横道等红绿灯时，有意识地抬起和落下脚跟。

• 步行前往车站时，腹部用力，且拉伸背部肌肉。

• 在办公桌前工作时，经常抬起并拢的膝盖，让双脚悬浮在空中；或者用手肘将身体撑起来。

在日常生活中，有很多事情都能随心运动。习惯了便利的生活后，可能会懒得运动，但是每天坚持运动不会白费。不要怕麻烦，养成运动的习惯非常重要。

生活中可以做的运动

日常生活中，也可以经常运动

乘电车时

抓紧吊环，用脚尖站立

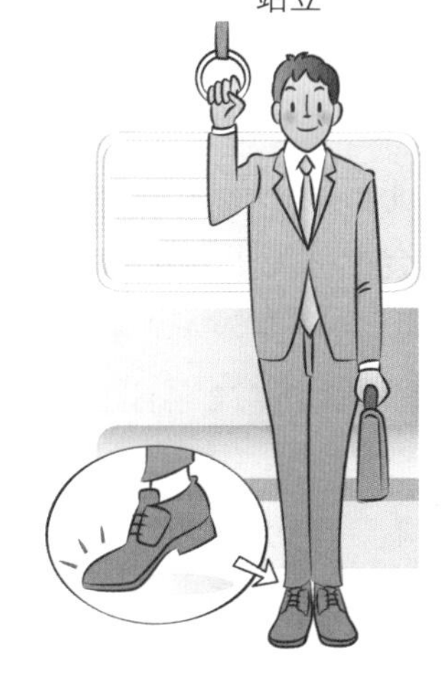

等红绿灯时

抬起、落下脚跟

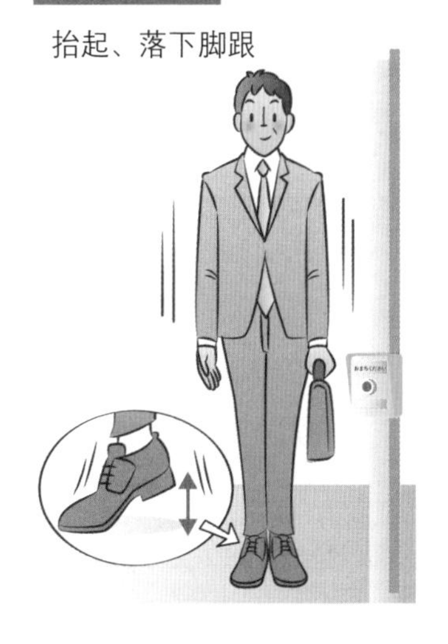

步行前往车站时

腹部用力，伸展背部的肌肉

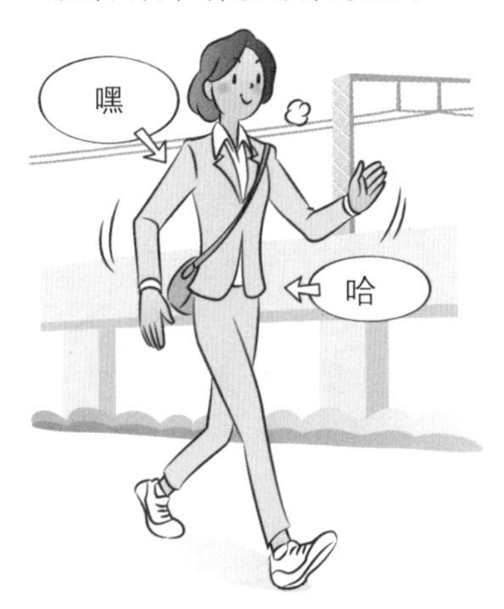

在办公桌前工作时

坐在椅子上时，经常抬高并拢的膝盖，让脚悬浮在空中

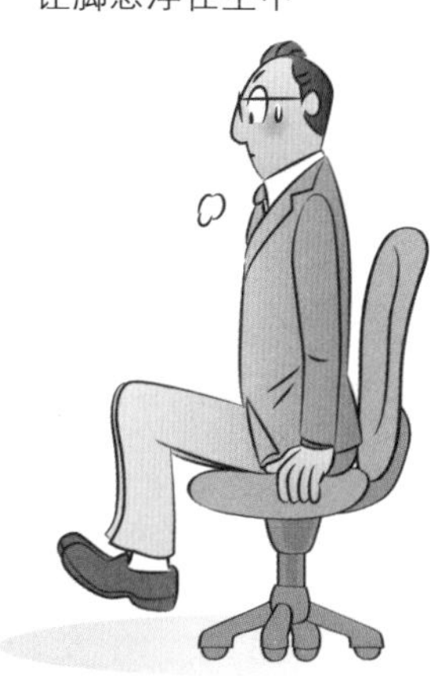

应对压力的对策

找出产生压力的原因，不积攒压力

压力是造成高尿酸血症等生活方式疾病的重要原因。特别对于高尿酸血症患者来说，压力会导致自主神经功能紊乱，在产生过量尿酸的同时，降低尿酸的排泄量。但是，现代社会被称为压力社会，现代人和压力有着密不可分的关系。2013 年日本厚生劳动省的国民生活基础显示，日常生活中出烦恼和压力的人占 48.1%。大概每 2 名日本人中，就有 1 名承受着巨大的压力。在剩下超过半数的人中，基本不存在完全没有压力的人。因为工作太忙，可能意识不到压力的存在，没有压力后又恢复活力的人可能遭受更大的压力。

为了能够处理自身的压力，必须尽快找出压力的原因，迅速应对。使身心遭受压力的原因称为应激物。应激物大致分为 4 类（参见第 143 页）。其中，中老年男性中常见的是公司的人际关系、工作上的问题和家庭问题等精神应激物。另外，上班高峰、过劳、睡眠不足、过量饮酒等也会成为应激物。

当身体产生强烈的压力时，生理和心理方面就会出现各种各样的症状。让我们尽早捕捉到压力的苗头，一起消除压力吧。

压力产生的原因和压力源头

产生压力的原因有很多。当压力的信号出现时，
迅速消除压力

◇ 应激物的分类 ◇

物理应激物	温度、光线、声音等环境的刺激
	炎热、寒冷、处理信息的机器旁边的噪声等
化学应激物	药物的不良反应、公害、氧气缺乏或过剩、一氧化碳等
	烟草、酒精、食品添加剂等
生理应激物	疾病、身体状况欠佳等
	过劳、睡眠不足、慢性疾病等
精神应激物	人际关系的问题、工作上的问题、家庭的问题、不安、悲伤、愤怒、紧张等
	职场人际关系出现的问题、夫妻间吵架、家人去世、育儿、看护等

身心出现压力的信号

- 失眠或嗜睡
- 没有食欲或暴饮暴食
- 饮酒、吸烟的次数增加
- 容易烦躁
- 集中力降低

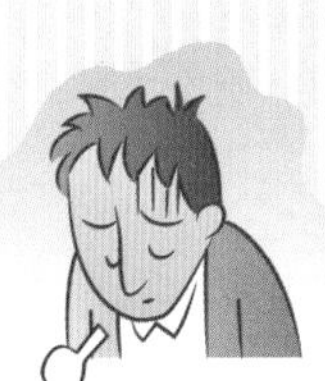

- 心情不好
- 没有干劲
- 无法消除疲劳
- 头痛
- 持续出现胃痛、腹泻、便秘等情况
- 其他

轻松地消除压力

当捕捉到压力的信号时，千万不要逞强，先休息几天吧！在身心恢复之前，彻底地休息。但是，如果整天都躺着，只能让身体得到休息，无法治愈心灵。因此，需要找出适合自己的消除压力的方法。

想要释放压力，兴趣、运动等能够放松身心的活动都可以，但是，要尽可能远离造成压力的原因。如果产生压力的原因在职场，那么就要远离工作，尽情游玩。如果家人是产生压力的原因，那么比起和家人出去，一个人游玩更容易释放压力。

如果没有能够特别投入的兴趣，也可以在附近的公园或商业街闲逛。另外，还可以购买自己喜欢的沐浴露，通过泡澡来释放压力。

如果有烦恼的事情，不妨找人倾诉。向家人、朋友尽情地倾诉，即便只是发牢骚，也能起到释放压力的作用。

虽然运动是释放压力的代表性解决办法之一，但是对于高尿酸血症和痛风患者来说，一定不要进行剧烈的运动。

另外，有人会用暴饮暴食来释放压力，但是暴饮暴食会起到反作用。暴饮暴食虽然可能让你暂时获得好心情，但是长此以往，会加速动脉硬化，增加身体上的压力。一起来寻找不会对身心造成负担的解决办法吧。

释放压力的方法有很多

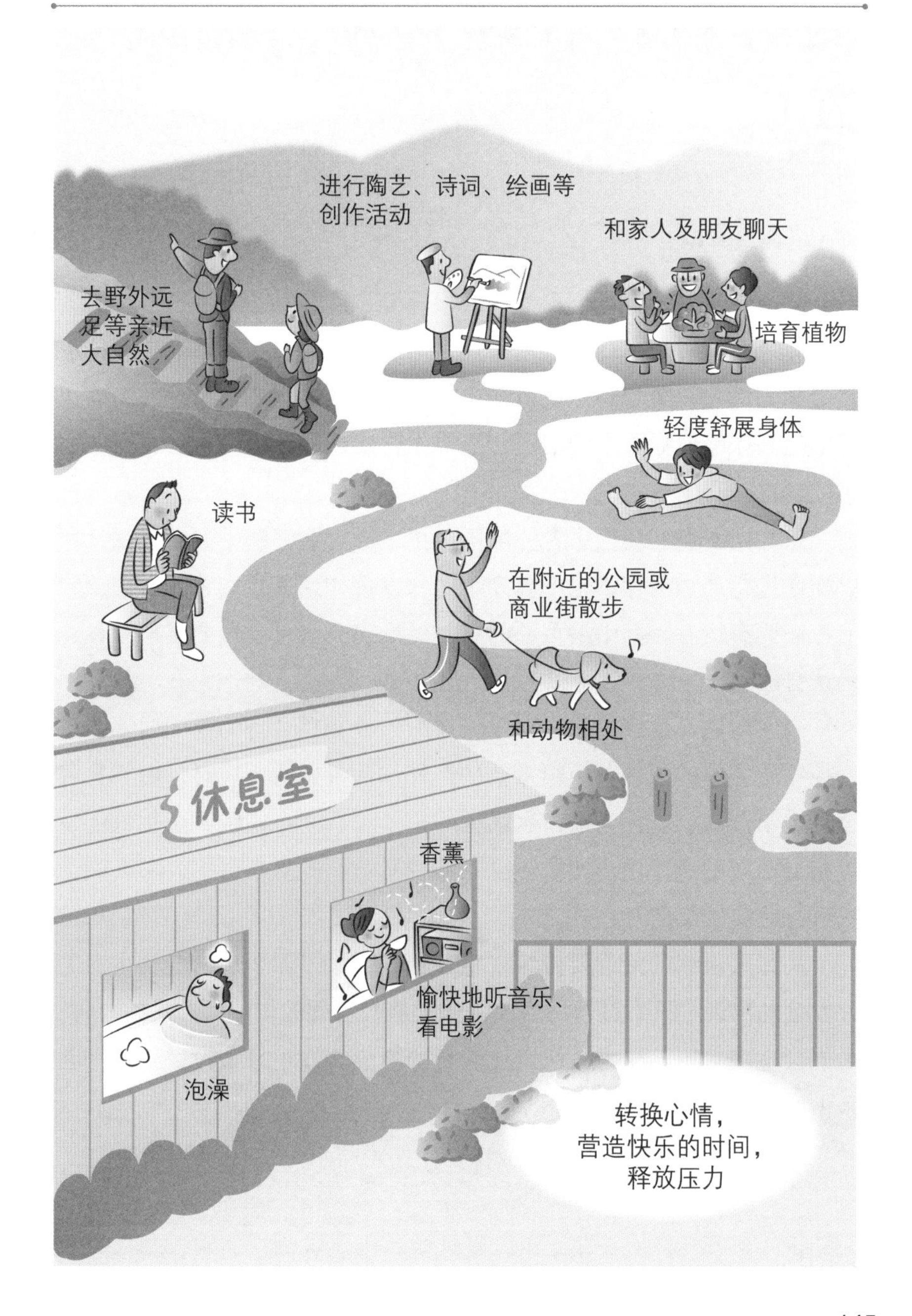

进行陶艺、诗词、绘画等
创作活动
和家人及朋友聊天
去野外远
足等亲近
大自然
培育植物
轻度舒展身体
读书
在附近的公园或
商业街散步
和动物相处
休息室
香薰
愉快地听音乐、
看电影
泡澡
转换心情，
营造快乐的时间，
释放压力

做好自我管理是预防痛风复发的关键

控制尿酸值的升高，享受愉快的生活

痛风发作时会出现剧烈的疼痛，而疼痛消失后一般不会出现能够感受到的症状，很容易让患者产生已经痊愈的错觉。但是，作为痛风基础的高尿酸血症并未被治愈。痛风发作出现的症状缓解后，必须开始控制自己的尿酸值。

患高尿酸血症后，患者一般不会出现任何能够感受到的症状，所以即便进行药物治疗，也不会产生药物发挥作用的真实感受。因此，治疗需要有恒心。其中最重要的就是做好自我管理。只要定期复诊，确认自己的尿酸值，就可以感受到治疗的效果。

高尿酸血症治疗的目标就是将尿酸值控制在合理的范围内。在进行控制尿酸值的另外一项很重要的工作，改善生活方式时，做好自我管理也十分重要。因为改善生活方式需要患者亲自实践，医生只能发挥指导、鼓励的作用。如果自己不能控制自己的生活习惯，那么就无法进行治疗。

高尿酸血症的治疗要持续一生。原因在于，需要预防危及生命的并发症的出现。只不过，为了控制尿酸值，全面进行生活方式的改善，可能会造成一定的压力。所以比起全面更应该注重持久性，我们一起来做好长期自我管理吧！

参考文献

[1] 細谷龍男，下村伊一郎. メタボリックシンドロームにおける高尿酸血症の意義とその管理——近年の研究からわかつてきたこと. フジメディカル出版.

[2] 細谷龍男. 実地医家にすぐ役立つ 高尿酸血症・痛風診療ハンドブック. 文光堂.

[3] 細谷龍男. スーパー図解 痛風・高尿酸血症. 法研.

[4] 西岡久寿樹. 彻底图解 痛風. 法研.

[5] 中島弘，山崎知行，浜口朋也. 痛風・高尿酸血症 これで安心. 小学馆.

[6] 日高雄二. 患者のための最新医学 痛風・高尿酸血症. 高橋書店.

[7] 鎌谷直之. 名医の図解 痛風を治す生活读本. 主婦と生活社.

[8] 御巫清允. 专门医が答えるQ/A 痛風と高尿酸血症. 主婦の友社.

[9] 谷口敦夫. 図解 痛風・高尿酸血症を治す! 最新治療と正しい知識. 日東書院.

[10] 谷口敦夫. 尿酸值の高い人が最初に読む本 最新版. 主婦と生活社.

细谷龙男

日本东京慈惠会医科大学名誉教授，慢性肾脏病病态治疗学教授。

1974 年毕业于日本东京慈惠会医科大学，1978 年于同校的研究生学院医学研究科完成学业。1979 年进入日本东京慈惠会医科大学第二内科。1996 年出任日本东京慈惠会医科大学内科学讲座第二副教授，1997 年担任教授。2013 年开始担任日本东京慈惠会医科大学名誉教授。担任日本内科学会理事、日本肾脏学会理事、日本风湿学会评议员、日本痛风·核酸代谢学会理事长等职务。参与制定多个治疗方针。已出版多部图书，包括《透析患者并发症的控制》（医药日报社）、《腹膜透析疗法指南》（东京医学社）、《超级图解 痛风及高尿酸血症》（法研）等。